# 最強睡眠法

## 掌握「**血清素**」自然睡得好！給失眠的你
## **6大舒眠原則**×**擺脫睡眠負債**，每天都好睡

日本知名寢具製造商副董事長
睡眠改善講師
西川有加子 著　　呂盈璇 譯

# 前言

「很難入睡，躺很久還是睡不著。」
「時常睡到半夜突然醒過來。」
「明明睡得不錯，隔天早上卻沒有神清氣爽的感覺。」
「即使睡很飽，白天還是很睏。」
「本來就沒辦法確保充足的睡眠時間，老是睡不夠。」

這些都是青壯世代商業人士抱怨睡眠困擾最典型的例子。

許多人因為睡不好而逐漸累積成慢性疲勞，面臨無法發揮正常實力的窘境。我寫本書的目的，就是想為深受睡眠障礙所苦的人們提供方法，創造你「最佳的身體狀況」。

我自己本身也是忙碌的現代商業人士，儘管日本政府大力推動勞動方式改革**註釋1**，但一來工作量不變，還可能因為同事請產假或介護休假（類似家庭照顧假）的時間點重疊，或企業因某些考量而遇缺不補，工作量不減反增的大有人在。

再者，人就算離開辦公室了，還有做飯等家務等在眼前；有些人回到家除了做家事，還得帶小孩，生活上必須張羅的事堆積如山也是事實。再加上還是想擁有屬於自己的時間，這些我真的都懂。

問題在於許多商業人士往往以「工作太忙，我也沒辦法！」為由，平白放棄追求更好的身體狀況及更優異工作表現的大好機會。

掌握機會的關鍵，毫無疑問的正是「**睡眠**」。

每天早上我跟大家一樣，搭著擁擠的電車一路搖搖晃晃，從家裡到公司通勤上班。車廂裡映入眼簾的是一大早就進入「昏沈模式」的大批上班族，看到他們的一瞬間，我能立刻發現「這個人睡覺方式錯了！」甚至連他們可能即使知道出錯也不太想改的心思，我都能輕易察覺。

當今日本社會，每五個成年人就有一人有失眠症狀；隨處可見人們抱怨著他們五花八門的睡眠困擾，但認真著手改善的卻不見幾位。但恐怕「試過了卻沒什麼效果」、「就算想改也不知從何改起」，才是他們真實的心聲吧。

此外，還有另一個人們不想面對的事實，就是**人的睡眠品質，在三十五歲左右便開始急遽下降。如果不特別花心思改善，只要時間一到，「身體好像哪裡怪怪的」通常也就不意外了。**

人們無視於睡眠品質自然下降這個不可逆的事實，還把「工作實在太忙了，只好犧牲睡眠」等理由掛在嘴邊，疲勞的累積自然是免不了，更別提期待自己還能有什麼出色的工作表現。

**註釋1** 勞動方式改革：日本政府為導正過度勞動，於二〇一九年四月一日起實施《勞動方式改革關聯法》，規定大企業及中小企業引進附帶罰則的加班上限時數規範。除建築等部分行業外，違反規定超時工作的企業將處以罰款或刑責。

長期處於原因不明的身體失調且精神緊繃的我，當時唯一熱衷的就是進行睡眠相關的實驗性研究，因為當時的我已經具備身為寢具製造商員工的基本知識，便著手逐一驗證相關研究。舉例來說，儘管一直以來，我對於醫師、科學家論文中提到的內容或已出版的書籍，都抱持著「專家研究的結果總沒錯吧！」的想法，但剛好可以趁機用自己的身體來驗證。這當中也有一部分是想治好自己的身體失調，不可諱言的，我想趕快好起來，好讓自己在工作上扳回一城。

我把查到的「舒眠法」全都試過一輪，還刻意挑戰那些被人認定「無助於舒眠」的方法；真人實測後，漸漸摸清楚哪些方法有效或根本無效，就像一段去蕪存菁的過程。在剔除掉無效的，只反覆實踐有效果的方法之後，身體不但出現驚人的改善，精神也變得好得不得了。

不只如此，我還發現自己不再糾結於小事，就連過去嗜酒、甜點跟咖啡成癮的症狀，也一併徹底戒除。這個經驗賦予我在睡眠專業上的自信，也讓我下定決心，未來只推薦真正有效的方法給客人。

我就像脫胎換骨似地，任誰都看得出我的工作表現直線上升，並且再度被交付再造公司主力商品品牌等重要任務；如今在公司肩負起代表董事（代表取締役）副董事長的重任。

雖然我不是醫師、也不是科學家，但我相信全日本沒有任何人比我更熱切想利用睡眠「讓自己好起來」和「治好身體失調」；畢竟，我親身體驗過所有方法。身為一個久病成良醫、自己的痛自己治的專家，我更能體會有睡眠困擾人們的心情；正因為有那痛苦的三年，我確信自己有能力開出最對症下藥的睡眠處方。

書中公開了我平常以「睡眠講師」的身份，在多場講座中所傳達分享的全部知識。內容分為兩大主軸，一是奪回你始終不足的睡眠時間，也就是**償還睡眠負債**，這個眼前最迫切的課題。

另一個重點則是**提升睡眠品質**，協助讀者擺脫「睡不好」的狀態，幫助你把睡眠品質完全掌握在自己手中。要實踐這個目標，必須調整生理時鐘，以利大腦分泌神經傳導物質「血清素」（製造睡眠荷爾蒙「褪黑激素」的原料）。

我會跟各位分享曾經嘗試過最簡單且效果最好的方法，但是能否將方法轉換成習慣則操之在你。不過別擔心，只要有心擺脫日復一日的疲勞和身體失調，並想獲取人生以來的最佳表現，就沒有解決不了的問題，請繼續往下讀吧！

**每一天所累積的效果絕對不會背叛你**。

只要明白書中「哪些是該做的功課」，接下來就像在計分卡上逐一蓋章那樣，按部就班養成好睡的生活習慣，僅此而已。

請各位以開心愉快的方式持續下去，相信你也能成功變身為「舒眠體質」。一回神來你會發現，身體狀況好得令人難以置信，你已煥然一新，成為一個真正的「高效能人士」。

# 目錄



## 第1章 失眠族必知的「睡眠原理、原則」

第2章

# 別再被迷思誤導！「睡眠的新常識」

第3章

# 「早晨這樣過」大幅提升上午工作效能

# 第4章

## 「白天這樣過」保持高效一整天

第5章

# 「夜晚」過得好，今日的疲勞今天消

第6章

## 營造「舒眠」環境，明天的工作效能今晚就準備好！

# 第 1 章

# 失眠族必知的「睡眠原理、原則」

# 1 哪裡都能睡的人，其實很危險！「睡眠負債」的恐怖現實

「睡眠負債」一詞曾入圍二〇一七年日本新語、流行語大賞，因此廣為眾人所知。不過，縱使當時許多人十分有感、很當回事，現在卻完全把它視為「過去的新聞」拋諸腦後，而睡眠負債也一如既往地不斷增加。特別是日本人，相對於其他已開發國家累積了更多睡眠負債，不少專家都對此抱持強烈的危機意識。

實際上，在經濟合作暨發展組織（OECD，Organization for Economic Cooperation and Development）成員國當中，**日本人的睡眠時間敬陪末座**（根據 OECD「Gender Data Portal 2019」調查）。就此事實來看，不難想像這群支撐日本經濟的商業人士們，工作效能正呈現一種明顯衰弱的態勢。

睡眠與白天的狀況互為表裡，相輔相成。因此，**為了提升工作表現而做出「多睡覺」的決定，遠比選擇「多工作」要來得有效率，而且有智慧**。

如第二十一頁的圖表1－1所示，為美國國家睡眠基金會（National Sleep Foundation）所公布，在對大腦機能與健康無害的前提下各年齡層的建議睡眠時間，該數據是根據世界各地國際醫學論文分析彙整的結果。

研究顯示，**與本書讀者群相仿，年齡介於二十六到六十四歲的睡眠時間，以七到九小時最適當；而長期睡少於六小時或超過十小時，都可能對大腦與健康產生不良影響**。

日本睡眠研究學者們也普遍認為，一個成年人要維持健康「最少必須睡足七小時左右」。

然而，日本厚生勞動省二〇一八年「國民健康與營養調查」的結果顯示，成年人約有四成平均睡眠時間「少於六小時」，其中年齡介於四十到五十歲之間更高達五成。不僅如此，這些四十到五十歲的人當中約有一成，甚至過著每天「睡不到五小時」的生活。

竟然有**將近四成日本人的睡眠時間，僅達到美國國家睡眠基金會公布的建議下限**。

睡眠不足如果只是偶發，倒是不必太擔心；我有時也會因為工作突發狀況不得不處理，發生「只能睡四小時」之類的情形。但我很清楚睡眠不足的「不妙」，所以從熬夜工作的隔天起一週內，我會調整作息以彌補不足的睡眠。

問題都出在那些輕忽睡眠不足的威力，讓睡眠負債債台高築的案例。

例如，漠視每天最少應睡足七小時的睡眠建議，自以為睡五小時就夠的人。他們這麼做等於每天累積兩個小時的睡眠負債，持續一年加起來就累積約四百八十小時。現代上班族就是這樣長期五年、十年反覆過著這種日子。

最恐怖的是，**睡眠負債累積愈嚴重的人，愈容易陷入思考麻痺，而且渾然不覺**。

洋洋得意地誇口自己「哪裡都能秒睡」的人，正是這種典型。本人或許以為自己神功護體，擁有「到哪裡都好睡的超人體質」，事實上這種人根本是「身心已達極限，累到不管在哪兒都能就地入睡，隨時生病倒下也不奇怪」。

自認「超級好睡」的人尤其要小心。一般而言，即使健康的成年人，從開始有睡意、

1－1　各年齡層理想睡眠時間

| 年齡 | 建議睡眠時間 | 容許範圍 |
|---|---|---|
| 0-3 個月 | 14～17小時 | 11～13小時<br>18～19小時 |
| 4-11 個月 | 12～15小時 | 10～11小時<br>16～18小時 |
| 1-2歲 | 11～14小時 | 9～10小時<br>15～16小時 |
| 3-5歲 | 10～13小時 | 8～9小時<br>14小時 |
| 6-13歲 | 9～11小時 | 7～8小時<br>12小時 |
| 14-17歲 | 8～10小時 | 7小時<br>11小時 |
| 18-25歲 | 7～9小時 | 6小時<br>10～11小時 |
| 26-64歲 | 7～9小時 | 6小時<br>10小時 |
| 65歲以上 | 7～8小時 | 5～6小時<br>9小時 |

※請參照P71
**如果你不是短眠者**
**每天一定要睡6個小時以上！**

＋

**64歲之前**
**建議每天睡7～9小時！**

出處：根據美國國家睡眠基金會「專家建議睡眠時間」修改

爬上床、躺在床上直到真正入睡，通常得花上十到二十分鐘左右的時間。**瞬間秒睡足以說明身體渴望睡眠的程度，這類人的睡眠有大半時間是以「暈厥狀態」沉沉睡去**。

還有一種令人擔憂的類型，是以「壓縮睡眠賣力工作的自己」為榮的人。這類人抱持著「為達成目的，不惜犧牲睡眠」的想法，而我一開始就說過，這種觀念其實大錯特錯。

壓縮睡眠不但使工作效率明顯低落，更大幅提升危害健康的風險；此外，睡眠不足還會導致判斷力下降。或許就是因為判斷力下降，才會陷入「犧牲睡眠也是不得已」的思維陷阱，失去將風險明確辨識為風險的能力。

# 2 慢性睡眠不足讓大腦呈現「微醺狀態」

你是否曾有過熬夜工作完明明很累，但精神反而好到不行的經驗？然而，一直不睡覺還持續保持精神亢奮是不可能的，充足的睡眠和休息對大腦而言至關重要。沒有充分的休息，肯定會對大腦的功能運作產生不良影響。

況且，不只是通宵熬夜這種欠下單筆睡眠負債的形式，**每天一點一滴累積的睡眠負債，對身心造成的危害更大**。

假設一個人原本一天得睡八小時，結果每天只睡了六小時，或許有人認為「反正至少有睡到六小時，應該還好吧？」，但實驗結果則顯示「一天累積兩小時睡眠負債，連續累積十四天」的大腦狀態，就跟「二十四小時完全沒睡」的大腦狀態一模一樣。

研究者也發現，此時大腦運作的方式和輕微喝醉時沒有兩樣；換句話說，大腦呈現一種微醺的「昏沈」狀態。

人一旦睡眠不足，會對大腦重要的「前額葉（大腦前側從耳上到額頭的區域）產生極大的影響。上班族工作表現要好，前額葉必須發揮以下功能：

- **拿出幹勁。**
- **提取腦中記憶。**
- **邏輯性思考。**
- **創意性發想。**
- **控制情緒。**
- **做出適當判斷。**
- **保持專注。**

這些都是「聰明人」、「值得信賴的人」特質中不可或缺的要素。有鑑於此即可明白，做出「因為工作忙，多少犧牲掉睡眠時間也很合理」這種判斷實在相當愚蠢。

當然，會有負面影響的也不侷限在工作場合。日常生活為每一件事做出決定，或與任何人建構人際關係的，都是「大腦」。

睡眠不足造成前額葉功能運作鈍化，平常精打細算的人不知為何突然大逛購物網站，失心瘋買下根本用不到的東西，或因識人不清而受騙上當；還是沒來由地煩悶跟伴侶爭執，吵了無謂的架等……私生活的種種懊惱悔恨接連發生。

這份「懊惱悔恨」不是與他人比較下的產物，而是**犯了正常狀況下不該犯的錯誤**。「不像自己的自己」被迫出場，莫名其妙搞砸，之後又為了亡羊補牢，惡性循環下的睡眠時間越來越少，在前額葉功能愈來愈鈍的狀況下，繼續犯下其他錯誤，一路失控往「不像自己（糟糕）的自己」的方向偏離。

這種**親手創造出悲慘人生，卻把「不像自己的自己」誤以為是「真正的自己」的案例實在太多了**。

根據二〇一四年美國加州大學的研究顯示，睡眠時間未滿六小時的人染上感冒病毒的機率，比睡眠時間超過七小時的人高出四倍。我想各位應該都有經驗，睡眠不足時特別容易感冒。

正如前面所說，睡眠不足容易令前額葉功能鈍化，讓人變成「不像自己的自己」，已經夠倒楣了還染上感冒，加速捲入負面的漩渦，實在很悲慘。

毫無疑問的，面對人生各種場面「睡得好的人比較能活出真實的自己」，但大部分的日本商業人士依舊忽視睡眠問題，眼睜睜地看著自己踏上「自我降格」的不歸路。

我們應該更理性地思考睡眠這件事，並為了改善睡眠品質而採取行動。

# 3 睡眠不足讓你胖

美國哥倫比亞大學於二〇〇五年發表一項研究，結果十分耐人尋味。該研究調查對象是年齡介於三十二到五十九歲的八千名成年男女（正是職場青壯世代讀者群的年紀），發現**相較於「平均睡七到九小時」的人，「睡五小時」的人肥胖盛行率為百分之五十；而「睡眠時間少於四小時」的人，肥胖盛行率竟高達百分之七十三**。

許多人會想，睡眠短淺又翻來覆去不是應該會瘦，怎麼反而胖了？為了幫助理解，我想為各位介紹美國史丹佛大學於二〇〇四年所做的「睡眠與食慾的關係」研究，調查結果指出，**只睡五小時的人比睡滿八小時的人，多分泌百分之十五可激起食慾的荷爾蒙「飢餓素（Ghrelin）」；相反地，抑制食慾的荷爾蒙「瘦體素（Leptin）」則減少了百分之十五**。

（請參照第二十九頁的圖1－2）

這是因為大腦察覺到「睡眠時間變短＝清醒時間變長」，故調節保留足夠的能量，好應付身體長時間的活動。

調查還發現，增加的食慾主要會朝向「醣類」來攝取，因為大腦渴望取得可迅速轉換為替代能量的醣類。請各位回想一下，睡眠不足時是否特別想把手伸向拉麵、丼飯、洋芋片等餅乾類點心，或是巧克力、冰淇淋等甜食呢？換言之，**光是睡眠不足就足以讓身體形成「發胖」的機制**。

再者，基礎代謝的問題亦不容忽視。基礎代謝是指維持生命所需消耗的最少熱量，基礎代謝率會隨著年齡的增長逐年下降，即使是維持著相同的飲食及生活習慣，年輕時很苗條的人，年齡大了還是會逐漸變胖。睡眠不足則使基礎代謝率下降得更快。

人如果能在該睡的時間好好睡覺，便可刺激「生長激素」分泌，相關細節我們留待第二章詳述。生長激素分泌時，全身細胞的新陳代謝會升到最高，換句話說基礎代謝率也隨之提升。

## 1－2 睡眠時間與食慾荷爾蒙的關係

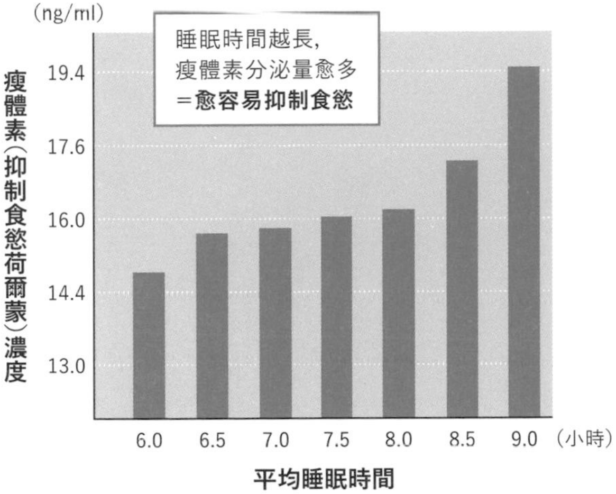


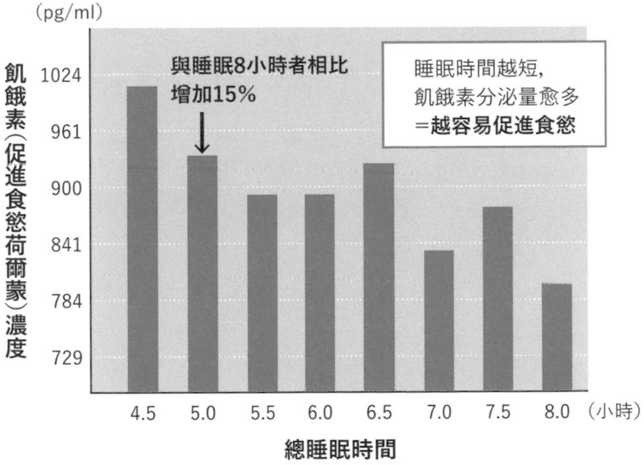


出處:根據 Shahrad Taheri et al.: PLoS Med, 1(3): e62, 2004 修改製作

生長激素可促進中性脂肪分解，分解過程持續進行便可消除肥胖。生長激素同時也有肌肉修復的功能，當肌肉量增加，基礎代謝率也隨之提升，消耗的熱量更多，人也就不容易胖；反之，**沒有充足的睡眠來促使生長激素分泌，等於一路奔馳通往肥胖的大道**。

順帶一提，史丹佛大學在二〇〇四年發表的這篇論文，歸納出「睡眠時間控制在七小時四十二分鐘最不易發胖」的結論。儘管到目前為止尚未確定指出該數字之根據，但由哈佛大學公共衛生學院所發表的多項數據，皆顯示「睡眠時間少於平均七到八小時的人，肥胖風險偏高」。在美國，專家們的主流意見亦普遍認為「**想減重，先從改善睡眠下手**」。

# 4 睡眠時間太短會使肌膚暗沉、姿勢也變差

因為工作的關係，我通常一眼便能大概掌握眼前對方的睡眠狀態；尤其睡眠狀況差的人，更是如此。

首先，睡不好的人通常皮膚暗沈，膚色看起來髒髒的，眼白區域則缺乏清晰分明感，感覺比較「混濁」。這是因為交感神經過度活躍，造成血管突然收縮，使血液循環變差而導致。

人體的設定在正常狀況下，夜晚時是副交感神經處於優勢，才能讓全身放鬆進入深沉的睡眠。副交感神經啟動使血管放鬆擴張、血液循環變好，讓血液能順利地被輸送至全身微血管的每個角落，補充營養的同時也代謝掉身體的老舊廢物。

另外，睡眠過程中分泌的生長激素可促進新陳代謝，活化體內細胞再生。但如果睡眠有障礙，睡眠過程中因血管收縮，血流持續不順暢，體內便不會分泌生長激素。當新陳代謝變差，肌膚失去「彈性」跟「光澤」是必然的結果。

當然，睡眠影響的不只是肌膚狀態。體內細胞代謝一旦變差，內臟、肌肉及骨骼也會同步老化；通常如果一個人的表層皮膚已經出現暗沉，代表體內的老化正加速進行。此外，由於副交感神經功能失調，血管持續保持收縮且血壓升高，更嚴重的是連血糖值也一併上升。

讀者之中也有人在公司的健康檢查被檢查出血壓或血糖值異常吧。不過，血壓或血糖即使微幅超標，身體也不會特別感到不舒服，所以大部分的人即使知道異常，也只是隨手將檢查結果束之高閣。若任由動脈持續硬化，將成為心肌梗塞及腦中風的發病主因；青壯世代尤其要更小心，高血壓、高血糖絕對不能置之不理。總之，你的睡眠不可輕忽！

睡眠過程中同步進行的是免疫細胞的修復，**所以睡眠品質一旦變差，免疫細胞功能也會隨之減弱**；也就是說，會變得很容易感冒，而且很難痊癒。免疫力下降，罹癌風險亦同步升高。

此外，睡眠障礙也被證實會增加阿茲海默症的發病風險。大腦運作時，會產生一種名為乙型類澱粉蛋白（Amyloid-beta）的老舊廢物，這種蛋白質被稱為「大腦的垃圾」。原本當人體進入睡眠狀態時，會自動清洗大腦內堆積的乙型類澱粉蛋白，但如果在睡眠過程中醒來、無法進入深層睡眠，或是睡眠時間不足，都會造成清洗工作無法充分進行，而乙型類澱粉蛋白的堆積則被視為罹患阿茲海默症的原因。

現在許多人都知道「未病」**註釋2**這個名詞，因此各位應該也能充分理解，發病前的臨界階段「未病先防」的重要性。**為了不讓「未病」演變成「大病」，良好的睡眠品質不可或缺。輕忽睡眠的重要性，可是會讓疾病輕易地找上你！**

**註釋2** 未病：「上工治未病」的概念始於《黃帝內經》，意指洞見尚未發生的疾病，採取預防性治療並降低發病或病情轉變的可能，也就是現代人所說的「預防勝於治療」。

實際上有數字可證實我的論點。美國曾以五千名年齡介於三十到六十九歲的男女為調查對象，結果顯示**睡眠時間六小時以下的男性在九年後死亡的風險，比睡眠時間七到八小時的人高出一．八倍，女性則高出一．六倍**。

職場青壯世代的商業人士往往短視近利，認為「當下才重要！」過去的我也是如此；但想成就大事，除了健康的身心之外別無他法。既然認定當下才重要，卻對眼前的睡眠品質毫不在乎，不是很糟糕嗎。

說得更嚴重一點，睡眠不足的人在周遭的評價其實遠比自己想像中更差。皮膚一暗沈，整體的潔淨感就出不來，加上抵抗地心引力的「抗重力肌」肌力太弱，眼瞼、嘴巴四周、臉頰等臉部肌肉鬆弛下垂，姿勢也容易變差，給人老態龍鍾、毫無活力的印象。總而言之，就是軟弱無力。

與你是男是女或幾歲無關，一個人沒有好好睡覺，就無法給人「看起來很健康」或「工作應該很俐落」的感覺。**睡眠不足會散發出一種讓人無法放心把工作「交給這個人辦」的氛圍**。

# 5 引發身體時差的「假日補眠」

在理解睡眠負債會為人牛帶來超乎想像的不良影響後，我們該如何清償這筆睡眠負債？

我猜，很多人應該會這麼想吧？「平常怎麼睡也睡不夠，假日一定要多睡一點補回來才行！」

這種想法其實是錯誤的，利用假日補眠，完全無法解決你的睡眠困擾，原本能達到的工作表現也幾乎無法發揮。

問問看那些平常利用假日補眠的人，隔週是否有辦法神清氣爽地展開全新的一天？他們恐怕會告訴你：「星期一整個人好沈重沒什麼幹勁，通常要到星期三或四才有慢慢恢復到原本狀態的感覺。」

然後他們會說：「因為愉快的週末要結束了難免會憂鬱，星期一引擎當然就催不起來啊！」擅自把自己的狀況套用為「海螺小姐症候群」**註釋3**，甚至還覺得不可思議：「怪了？假日明明都有補眠，為什麼身體狀況還是好不了？」

之所以無法在星期一馬上調整好自己的狀態，是因為你採取了「平日忍耐睡眠不足，週末假日才補眠」的行動，身體被自己製造出來的「時差」耍得暈頭轉向。

就像去國外旅遊時，因為兩地有時差，人們會遭受時差反應（Jet lag）的困擾，諸如在當地夜晚睡不著，白天整個人昏昏沈沈的狀況。同樣的道理，**假日多睡一點補眠，會讓你即使身處日本國內的相同地方，身體卻出現時差反應。**我們將此現象稱為「**社會性時差**」（請參照第三十七頁的圖1－3）。

**註釋3**　海螺小姐症候群：來自於日本戰後開播長達四十五年，固定於週日晚間播出的長壽卡通「海螺小姐（サザエさん）」。日本人將美好的週日假期結束後，隔天得面對上班上學所產生的鬱悶心情形容為「海螺小姐症候群」。

## 1－3 社會性時差

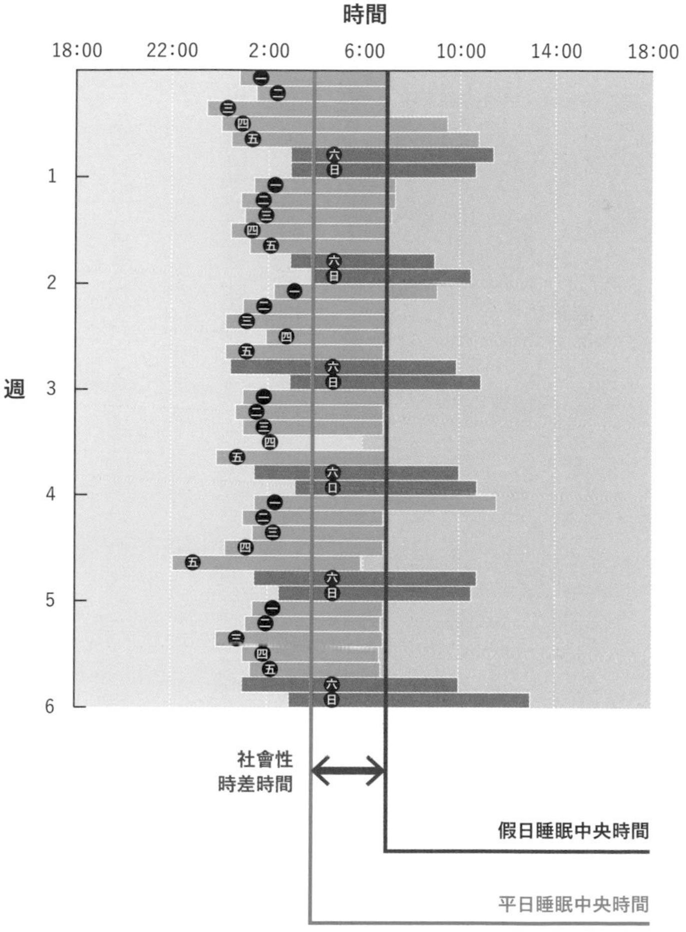


根據 Till Roenneberg et al.,:Current Biology22, 939-43, 2012 Supplemental Figure S1 修改製作

社會性時差不只令大腦運作遲鈍，工作表現低落；睡眠醫療人士也普遍認定會增加 BMI 值跟體脂率，容易導致肥胖，而罹患生活習慣病及憂鬱症的機率也隨之提高。

想檢查自己是否有社會性時差，這裡提供簡單的測試方法。

**我們將「入睡時間」與「起床時間」的正中間，稱為「睡眠中央時間」，而平日與假日睡眠中央時間之間的時間差，正是社會性時差。**（請參照三十七頁的圖1—3）

假設你平日晚上十二點入睡、早上六點起床，你的睡眠中央時間就是凌晨三點。另一方面，如果你在星期五熬夜到凌晨三點就寢，睡到星期六中午十二點起床的話，睡眠中央時間就是早上七點半。換句話說，這四個半小時的時差，是你親手創造出來的產物。

倘若不想在日常生活中引發時差反應，最好的方法就是每天都在同一時間就寢、同一時間起床，但實際上工作有時真的很難辦到，那就退而求其次，把目標放在**至少做到每天早上在同一時間起床吧！**

如果這樣還是太難，**賴床控制在兩小時以內，通常沒什麼大問題**。也就是說，平日早上六點起床的人，星期六日若想多睡一點，可以通融一下睡到八點。

實際上在假日稍微睡久一點，對清償睡眠負債是有效果的（詳情請參照第九十二頁）。理想方式是比原本就寢時間提早一點睡，早上賴床控制在兩小時以內，如此一來便可兼顧「償還睡眠負債」及「縮短社會性時差」，一次滿足兩種需求。

# 6 提升睡眠品質的第一步——「調整你的生理時鐘」

我想大部分的人都聽過「生理時鐘」這個名詞吧？當然，你的身體裡同樣內建一套了不起的生理時鐘。重點是你有多重視它？

你的感覺該不會是「好像有點懂，但從來沒認真想過這個問題」吧？遺憾的是，大部分的現代人並沒有善待自己的生理時鐘。

生理時鐘是人類誕生以來，內建用以維繫生命的核心機制，功能十分重要。然而，睡眠障礙者幾乎都有生理時鐘紊亂的問題，無一例外。我想請各位**務必將調整生理時鐘，當作你提升睡眠品質的首要任務！**

生理時鐘本來就很容易被撥亂，事實上人類的生理時鐘也並非剛好一天二十四小時，原始設定週期比較接近「二十四小時再長一點」。

我們人類是藉由早起沐浴在太陽下，把自己的生理時鐘調節成配合地球自轉的二十四小時，此機制從遠古以來從未改變。

然而，現代人的生活並不珍惜白天的陽光，原因在於室內總是燈火通明，待在室內便足以產生已充分曝曬在陽光下的錯覺。

順帶一提，室內照明再怎麼明亮也頂多是五百勒克斯（Lux，照度單位），但調整生理時鐘所需的早晨陽光約為兩千五百勒克斯。另外，即使陰天或雨天的室外照度仍有約一萬勒克斯。

生理時鐘除了主要的中樞時鐘之外，還有存在於體內的周邊小時鐘。中樞時鐘位於連接雙耳中間一塊名為大腦「視交叉上核」的區域，**是透過視網膜接收晨起時的太陽光來調節晝夜節律**。

另一方面，周邊小時鐘則遍佈腸胃、肝臟及肺臟等內臟器官，以及血管、肌肉、皮膚與毛髮等全身細胞之中。

如果這些為數眾多的周邊小時鐘能忠實遵守中樞時鐘的指揮正常運作，我們的身心便可保持在最佳狀態，但往往事與願違。想要串聯周邊小時鐘一起同步，只靠早晨的陽光是不夠的，還**得搭配起床曬到太陽後一小時內吃早餐才行**。

我經常用交響樂團來做比喻，周邊小時鐘各自先按照個別節奏發出聲音（運作），就像正式演奏前的調音那樣；接著透過「吃早餐」，才能讓周邊小時鐘完美地融入中樞時鐘的演奏。

指揮當然是你本人。該如何完美整合你的交響樂團同聲相和，演奏出美妙動聽的樂曲？還是依然故我胡亂發出聲響？完全取決在你自己。

# 7 「睡得好」，才是最後的贏家

要調整經年累月紊亂的生理時鐘，非一朝一夕所能達成，這也是為什麼「認真意識到問題並加以調整的人」與「不經思考整個豁出去不管的人」之間會產生如此巨大的差異。

不過，仍有部分人士持以反論，認為「把時間花在那種地方，哪有辦法在現代社會的競爭中脫穎而出？」他們認為，不分晝夜，更早一步掌握所有資訊，提前做出因應，才能證明自己「有本事」。

的確，自一九九五年Windows 95系統正式發行，隨後在網際網路迅速普及與不斷進化下，商業環境自此產生巨變。現在，無論在世界任何一個角落，絕大部分的事務都可單憑一支智慧型手機迅速解決。

這種狀況下，各位不也希望能充分利用這些日新月異的實用工具，儘可能工作得更有效率。我認為這個期待相當合理。

但是，這份期待只是你的「感覺」，請正視你的大腦與肉體完全跟不上的事實。

雖說各方理論眾說紛紜，據傳人類的祖先「智人」約在距今二十到三十萬年前誕生；另一方面，愛迪生發明的白熾燈泡問世還不到一百五十年，而網際網路的普及也不過是這二、三十年的事。人類不分晝夜處於燈火通明的環境裡，或是二十四小時上網吃到飽的狀況，在人類漫長的歷史長河中不過是極為近期之事。

人類身體機制的演化在智人誕生時便已發展完成，至今幾乎沒什麼改變，我們的祖先在沒有任何現代社會的工具下，過著日出而作、日落而息的生活。人類正是透過這種晝夜作息，讓體內所有細胞保持在最佳狀態下運作。

這種無視於「身體的現實」，盲目為適應現代社會系統而努力的做法，就演化人類學的觀點來看並不合理，也稱不上有智慧的專業人士應有的態度。

不過，我個人無意否定現代方便的生活模式。

## 1－4 使用燈泡前的生活與現代生活的變化

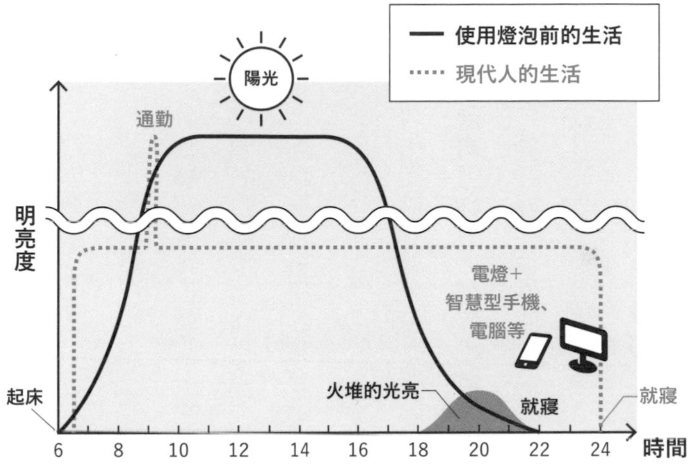


**暴露在各種光線直到深夜，容易造成生理時鐘紊亂**

出處：根據《生時間：高績效時間管理術》傑克·納普、約翰·澤拉斯基著（天下文化出版）P278～279之內容製作只是，身處比人類更聰明的ＡＩ人工智慧時代，你必須更有自覺地將身心照顧的主導權掌握在自己手裡。

本書中多次談到的手機成癮症，正是這種典型。各位是否曾因為睡不著而熬夜滑手機、點擊網路新聞，或是在購物網站上閒晃血拼？網站的設計刻意勾起人們的興趣，一開始可能「只想隨便看一下」，卻不知不覺滑了好幾個小時的手機。這不只縮短了睡眠時間，連帶讓睡眠的品質也隨之惡化，**平白將自己睡眠品質的主導權交給手機，連一點危機感都沒有的人還真不少**。

藉此機會，我們一起想一想何謂「最強的自己」？

手上擁有許多武器固然好，擁有性能精良、最新規格的武器的確比較有用，但是在談論這些之前，關鍵在於「操作武器時的自己，狀態如何？」更重要的是在手無寸鐵的狀態下，我們能否赤手空拳迎接戰鬥？

我想再次強調，愈是身處現代複雜化的社會，「**睡得好，才是最後的贏家！**」

# 8 三十五歲後，睡眠品質便開始直線下降

我們在前面曾經説過，如果因為積欠睡眠負債而選擇在週末長時間賴床補眠，只會適得其反引發「社會性時差」。那麼，具體來説究竟該如何清償睡眠負債呢？詳細方法我們會在第二章詳述。

不過，就算是按書索驥確保了睡眠時間，還是不夠。尤其，如果你超過三十五歲……

看到第四十九頁的圖1－5，是不是有種「煩欸！」的感覺？以下圖表顯示各年齡層「褪黑激素」的分泌量。**成人到三十五歲之後，褪黑激素濃度會下降至巔峰時期的四分之一左右**。

褪黑激素的作用是讓大腦及身體休息，又被稱為「**睡眠荷爾蒙**」，分泌濃度愈高，愈能

獲得深層且優質的睡眠。然而，**隨著年齡增長，褪黑激素的分泌量減少，人們面臨「愈來愈難睡」的現實**。再者，如第五十頁的圖1－6所示，以三十五歲為起點，深層睡眠（非快速動眼期睡眠，NREM, non-rapid eye movement）時間開始減少，相反地中途醒來的時間開始增加。

第一次看到這張圖時，我忍不住拍手大叫「對，就是這樣！」我自己正是從三十五歲開始，突然有睡眠品質直直落的感覺。

所以說，人過了三十五歲，除了確保充足的睡眠時間外，還必須想辦法讓褪黑激素多分泌一些。

明亮的光線會抑制褪黑激素的分泌。具體來說，早上起床後一曬到太陽，褪黑激素就停止分泌，過了十四到十六小時之後，便再度開始分泌。例如，早上六點起床的人如果馬上曬到早晨的太陽，在那個當下褪黑激素隨即停止分泌，神清氣爽地甦醒活動著；直到夜晚八到十點，褪黑激素再度開始分泌使人產生睡意，是自然機制的運作方式。

由於生理時鐘容易隨著年齡增長而變得不準確，因此早上起床後應該去曬曬太陽，好

## 1－5　各年齡層的褪黑激素分泌量

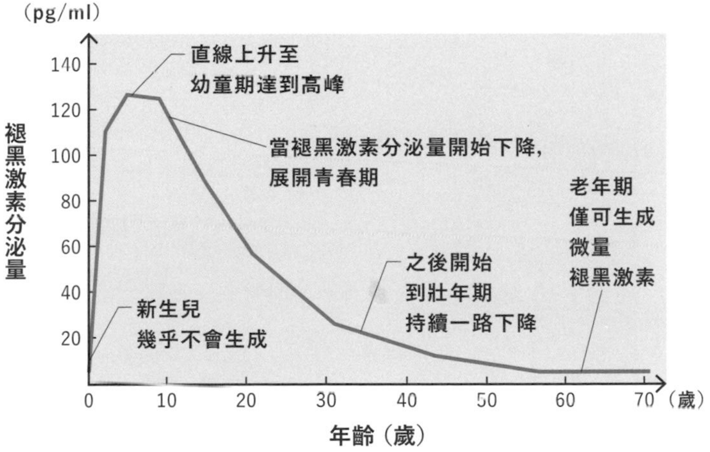


出處：翻譯引用 MELATONIN《褪黑激素》Russel J. Reitel & Jo Robinson著，Bantam Books 出版

1－6　各年齡層的睡眠品質變化

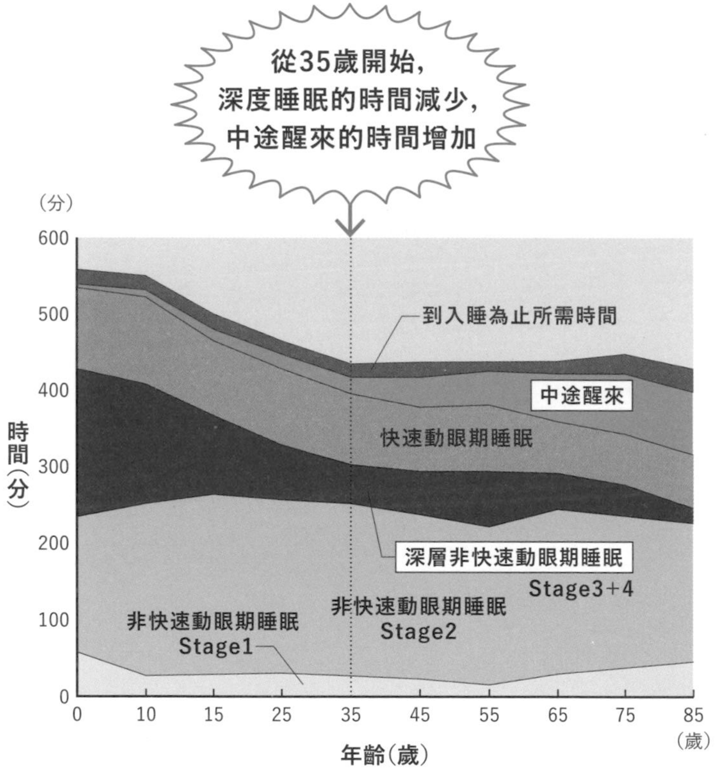


出處：根據 Maurice M. Ohayon et al.: Sleep 27(7): 1255-73, 2004修改製作

好吃個早餐，認真做好這些有助於生理時鐘確實運作的工作。

另外還有個增加褪黑激素的方法，那就是**增加血清素（大腦神經傳導物質的一種）**。白天如果能多分泌一些血清素，到了夜晚便可轉換為褪黑激素。

由於血清素具有穩定精神、帶來幸福感的功能，白天保持愉悅的好心情，晚上自然睡得安穩，可謂是令人開心的雙重效果。

如果你已經超過三十五歲，就必須對褪黑激素分泌直線下降這個不可逆的事實有所自覺，好好調整自己的生理時鐘，多花點心思增加血清素吧！

關於血清素的介紹，我們會在下一節詳述。

# 9「不知疲倦為何物的身體」與「血清素」的關係密不可分

想要每天保持高效能的工作表現，最重要的是**「保持平常心」**，而不是靠一股衝勁；光憑短時間內爆發衝刺，後繼無力馬上鬆懈下來的傷害反而更大，不會有好的結果。這種「火災現場逃生時的瞬間爆發力」，本應是人類面臨突發狀況時的產物，平常應儘可能保持穩定來面對生活上的挑戰，才是正途。就這層意義來看，**更突顯每天保持充足睡眠的重要性**。

此外，睡眠與保持身心平衡的各種大腦神經傳導物質（為方便讀者理解，本書以下內容皆以「荷爾蒙」表達）的分泌有密不可分的關係。

其中最重要的是先前簡單介紹過的「血清素」（請參照第五十三頁的圖1－7）。想要

## 1－7 血清素的功能

**血清素（幸福荷爾蒙）
是負責調節多巴胺與去甲腎上腺素
分泌平衡的荷爾蒙**

**分泌充足時：**

### 精神穩定

- 心裡能保持餘裕
- 不易被負面情緒牽動

**分泌不足時：**

### 精神不穩定

- 綿延不絕的煩躁與焦慮
- 容易產生睡眠障礙

得出「睡得好＝不知疲勞為何物的身體＝最佳工作表現」的關係式，請先對自己的血清素分泌狀況保持一點好奇心吧！

如各位所知，血清素可催化轉換成「睡眠荷爾蒙」褪黑激素，進而增加褪黑激素的分泌；此外，還能調節平衡其他荷爾蒙的分泌，它們分別是**多巴胺與去甲腎上腺素**。說是這兩種荷爾蒙決定我們的行動，此話一點也不假。

**多巴胺又被稱為「動機的荷爾蒙」**，主掌如性慾、食慾等原始生存本能。無論你是想跟充滿魅力的對象發生性關係，或是想吃美食，這些慾望都是拜多巴胺分泌之賜。一個人如果缺乏多巴胺，慾望也會跟著降低，難以感受到「開心」、「快樂」等情緒，整個人變得無精打采。

但倘若分泌過剩，將難以抑制本能上的慾望，容易因衝動而導致行為失控。多巴胺失調的結果，會使人追求賭博、性愛、購物、藥物、酒精等強烈刺激，陷入無法自拔的成癮狀態。

**去甲腎上腺素的別名是「危機處理荷爾蒙」**，當身處於危險之中，大腦接收到壓力的刺激，進而判斷該如何採取下一步行動。

舉個熟悉的例子，走在路上被奇怪的人糾纏時，我們通常能在當下決定要向對方提出抗議或是直接離開現場，這正是去甲腎上腺素發揮了危機處理的功能。總之，**判斷要戰鬥或逃跑（有些稱為「戰或逃」反應）的荷爾蒙就是去甲腎上腺素**。

還有，當手快碰觸到滾燙的水壺時，大腦接收到「危險！」的訊號立刻將手抽回，或是討厭的上司靠近身旁時，容易讓我們心跳加快或血壓上升，這些都是去甲腎上腺素幫助我們判斷生活中各種可能發生的危險。

因此，去甲腎上腺素缺乏意味著一個物種的生存能力減弱。反之，一個人如果去甲腎上腺素分泌過剩，煩躁感與焦慮感接踵而來；像是容易激動、情緒容易爆發，或是引發恐慌症及過度換氣症候群等狀況，也都是因為去甲腎上腺素機能亢進的關係。

但是，為什麼多巴胺跟去甲腎上腺素會分泌過剩？問題出在血清素分泌不足。血清素發揮調控的作用，讓多巴胺和去甲腎上腺素不至於失控，碰到開心的事情時不會過度興奮，發生令人氣憤的事情時也能夠沈著應對。此外，即使遇上厭惡的事也不容易被影響，幫助我們從嫉妒、沮喪等負面情緒中獲得釋放（請參照第五十七頁的圖1－8）。

血清素、多巴胺、去甲腎上腺素在生活中扮演著至關重要的角色，然而，**大多數現代人的生活型態卻經常造成血清素分泌不足，導致多巴胺及去甲腎上腺素分泌過剩。簡單來說，現代人一直處於亢奮不穩定的狀態**。

缺乏血清素同樣會導致褪黑激素不足，使人夜不成眠。而分泌過剩的多巴胺及去甲腎上腺素也會令神經保持亢奮，讓人睡不著覺。

這兩項負面因素導致不少現代人面臨睡眠障礙。血清素不只能改善睡眠品質，別名「幸福荷爾蒙」的血清素還有助於產生積極正向的情緒。

不管你是想在職場上發揮優異的工作表現，或是度過愉快充實的每一天，血清素都能實現你的願望。

## 1－8 血清素的分泌與對大腦的效果

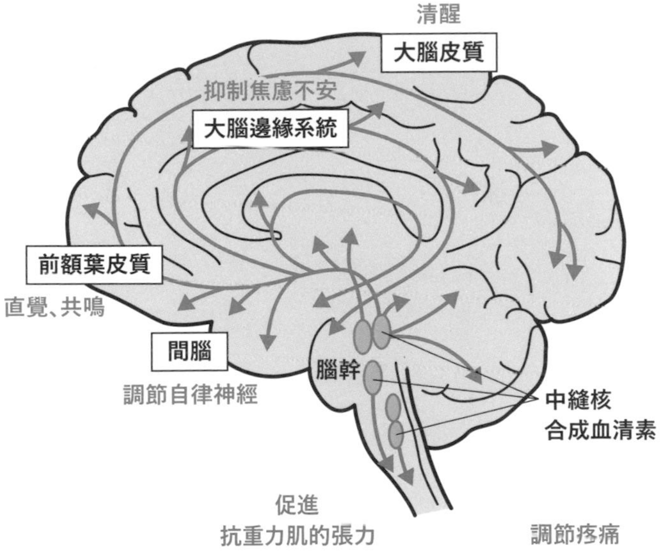


**中縫核誘發血清素後,**
**訊號沿著→方向傳遞,**
**以分泌血清素, 並產生各種效果。**

出處:引用《重整自律神經的曬太陽法(暫譯)》有田秀穗著, 山與溪谷社出版順道一提，壓力會降低血清素的分泌。我在「前言」曾提及，當年工作不順心時身體所引發的各種不適，原因之一正是缺乏「血清素」導致「多巴胺」與「去甲腎上腺素」失控。

我們會在第三章介紹促進血清素分泌的具體方法，在此，我想請各位對目前睡眠品質不滿意的讀者們，先要有「自己的血清素不足」的危機意識。

COLUMN 1

# 睡眠是一張讓事業更接近成功的安全網

每一天我都會幫自己當天的工作「表現」打分數，之後則會把得分比對前一晚的睡眠狀況，發現兩者之間有密不可分的關聯性；要是前一晚睡不好，隔天工作肯定也會出狀況。**睡眠品質與白天的精神狀態就像硬幣的「正反面」，互為表裡，相輔相成**。

我將**「貢獻度」列入計分標準**，話雖如此，要每天獲得可提升報酬或地位這類受社會讚許的貢獻，基本上不太可能，我會把它拆解成較小的目標來計分。此時，直接根據公司訂下的工作目標加以拆解，常是通往「傑出人士」的捷徑；接著，再針對拆解後的各項小目標，為自己當天的工作表現評分。

透過每天一點一滴的累積，一步一腳印地達成公司的要求，最終報酬與地位自然也隨之而來。同事、客戶等他人的意見或評價，通常或多或少帶有當事者的評斷及看法，不要對號入座比較好。

跟各位分享我的計分標準：

**A　九十一到一百分　表現極為出色**

**B　八十一到九十分　表現優異**

**C　七十一到八十分　及格標準**

**D　六十一到七十分　嗯……**

**E　六十分以下　不及格**

難得拿到九十一分以上的A時，我會為自己買雙鞋子或包包當作犒賞，晚餐則開瓶香檳為自己慶賀。

拿到B八十一分以上九十分以下的成績也算表現優異，我會在晚餐吃高檔肉，還會選用奢華的沐浴劑泡澡。

最重要的是得分至少要拿到C，每天都要以此為基本目標。正因為訂下目標，發現自己狀況不好時，就要比平常更努力執行第三章以後會介紹的製造血清素的具體方法。

得到六十分以下的E，對我來說完全不能接受，因為根本談不上貢獻，完全是造成損害的程度了。狀況這麼差肯定是睡眠不足造成的，重要的是徹底檢討為什麼會這樣。

問題最大的是D「超過六十分，卻未達到自己訂下合格分數」，什麼事都只做一半，一想到自己耗費掉的時間，就覺得工作效率非常糟糕。這種時候，我所虧欠的還是前一晚的睡眠量。

某個重要會議的前一天，我因為處理別的問題只睡了六個小時。平常我是那種一定至少得睡七小時的人，也就是說在這個階段，我已經累積了一個小時的睡眠負債。

如果時間允許，我其實想比平常再多睡一個小時，睡滿八小時；因為那週要處理的問題堆積如山，大腦處於滿載狀態，所以想多睡一點讓大腦恢復到原本正常的狀態。

另外，重要時刻之前我想要擁有多一點餘裕，多睡個一小時也滿好的。總之，原本想保留八到九小時睡覺，結果只睡了六小時，於是那天會議上我出錯了好幾次。就像是大腦突然當機，竟然連當天不需要的資料也帶去了（總比忘了帶需要的資料好一點）；還有在跟對方一來一往的對談間，儘管我心裡對對方提出的問題早有答案，卻無法好好表達出來，彷彿大腦的搜尋引擎突然當機了。

我還發現，自己從對話中梳理出更好提案的能力也變鈍了，這些都是因為第二十四頁所提到的「前額葉功能」明顯鈍化所致。

所幸會前資料的製作等準備工作都有確實做好，開會時最低限度該表達的也都有表達出來，最後提案倒也順利通過了。我不覺得對方有什麼不滿意（如果對方多少感覺到不滿，基於他們根本不認識平常的我，自然不可能想到「西川小姐是因為沒睡飽才會表現不好」，或許只會幫我貼上「西川小姐的能力不過如此」或「這人好乏味啊」等負面標籤吧）。

無論如何，那一天的表現並未達到我心目中的及格分數，徒留「明明可以表現得更好啊！」的懊悔。

各位應該也一樣，任何商務場合只要雙方得討論、對談，基本上很難完全按照預設的劇本走，你必須再三確認：「針對這個主題，現在對方需要什麼樣的資訊？」來臨機應變。

**此時除了充分準備，再加上前一天至少有充足的睡眠，不但能使大腦運轉更靈活，還能跟上各種不同的變化。**

**睡眠發揮的作用彷彿一張「安全網」，讓你的事業更接近成功。**

# 第 2 章

# 別再被迷思誤導！「睡眠的新常識」

# 1 利用「慕尼黑時型調查」找出最適合你的睡眠時間

要維持最低限度的身心健康，一天必須有六個小時的睡眠；若想發揮高效能的工作表現，每天至少要睡到七個小時才足夠（請參照第二十一頁的圖1－1）。每一個人都可以把它視為睡眠最基本的條件。

我們會從第三章開始探討如何確保每天七小時以上的睡眠，以及保持良好睡眠品質的具體方法。不過，每個人睡眠的類型不同，狀況也都不一樣，就讓我們先從掌握「自己的現狀」開始吧！

**我建議各位先分析一下自己最近兩週平日及休假日的睡眠狀況**。試著用筆記本將睡眠時段、時數、當天的心情跟身體狀況都寫下來，你應該會從記錄中發現一些平常不會注意到的事，像是「原本以為早上會無精打采，沒想到竟然精神還不差！」或是「睡七個小時居然完全不夠！」。

另一個很值得參考的自我評估是「**慕尼黑時型調查**」（MCTQ, Munich ChronoType Questionnaire）。時型指的是「早晨型」或「夜晚型」，每個人不同的晝夜作息節律。你可以透過網站上的「慕尼黑時型調查問卷」，免費分析出最適合你的就寢時間、起床時間、睡眠不足度及社會性時差時數等睡眠詳細數據。

趕快上網做一下評估吧！

請點擊以下連結：https://www.mctq.jp/

受測者只要同意將作答內容授權網站製作者——獨立行政法人日本國立精神、神經醫療研究中心　精神保健研究所　睡眠、覺醒障礙研究部的研究使用，並輸入你的電子信箱，網站會自動將最適合你的「睡眠時間表（入睡時間、起床時間）」、「睡眠不足度」以及「社會性時差的時數」等詳細報告寄發到你的電子信箱（請參照第六十九頁的圖2－1）。

首先，報告會明確指出受測者的「時型」，主要是根據休假日的睡眠中央時間（請參照第三十八頁）來做判斷。

至於為何選擇休假日來做判斷？那是因為一個人的時型在休假日比較容易突顯出來；如果是平日，絕大多數人（尤其是上班族）即使再不情願，還是得在早上六、七點起床準備上班，所以不適合用來分析受測者的原始時型。

接下來你會看到**「睡眠時間表」**。這是能夠讓你處於身體最佳狀態，發揮最出色工作表現的「入睡時間」和「起床時間」。

如果你測出來的時型是「早晨型」，表示你的睡眠時間表應該比較接近上班族的理想作息。早晨型人即使休假也不太賴床，睡眠時間表跟平日相去不遠。

但如果檢測出來是「夜晚型」，你就得勉強自己配合出勤時間每天早起，相對比較容易引發「無法入睡」或「爬不起來」等狀況。

再往下則是你的「睡眠不足度（睡眠負債）」和「社會性時差」數據。**平日就勉強早起的「夜晚型」人，這兩項數據的結果通常相當慘烈**。近年來，美國和英國有好幾所學校將到校時間延後一小時，實施後的各項數據顯示，每所學校的學生課業表現都有明顯的

2－1　透過自我評估了解生理時鐘的特性



**❶時型**

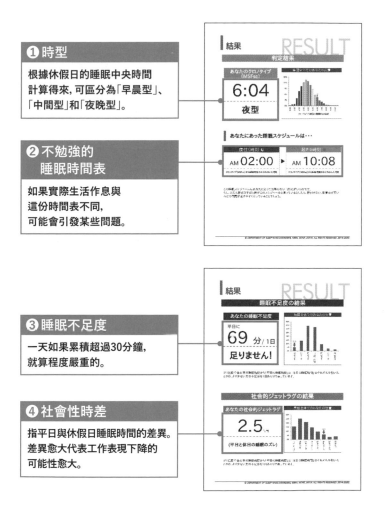

根據休假日的睡眠中央時間計算得來，可區分為「早晨型」、「中間型」和「夜晚型」。

**❷不勉強的睡眠時間表**

如果實際生活作息與這份時間表不同，可能會引發某些問題。

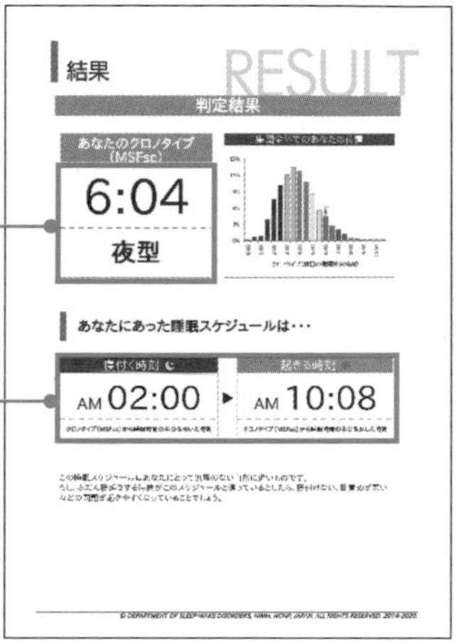


**❸睡眠不足度**

一天如果累積超過30分鐘，就算程度嚴重的。

**❹社會性時差**

指平日與休假日睡眠時間的差異。差異愈大代表工作表現下降的可能性愈大。

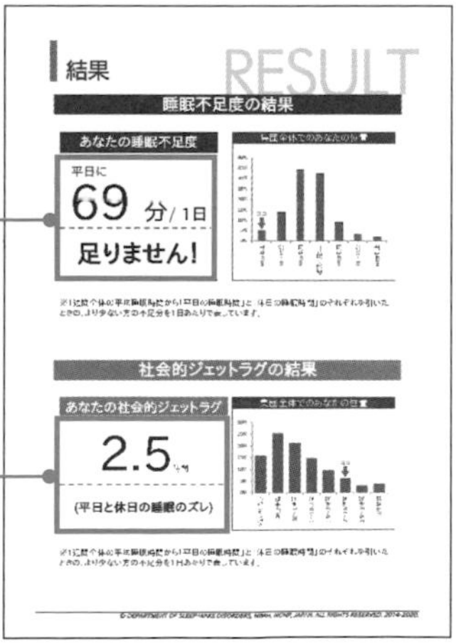


出處：國立精神、神經醫療研究中心「慕尼黑時型調查問卷日語版」檢測結果

進步。這項結果表示，現在學校的到校時間普遍太早，並不符合多數學生的時型。**一個人是「早晨型」或「夜晚型」，百分之五十左右取決於遺傳**。因為很重要，我再強調一次！無論是「早晨型」或「夜晚型」，幾乎都是由遺傳來決定。

假如我們要求夜晚型的人早起，會發生什麼事？夜晚型的人體溫開始上升的時間比早晨型的人來得晚，要他們的大腦跟身體一大早就全速運轉，難度相對較高。「早晨型」、「夜晚型」等時型反映出個人擁有的生理時鐘特質，也可以說是一個人的「個性」。所以各位能理解「早起的人好勤勞」或「晚起床的人真是懶惰鬼」的對比，其實一點也說不通嗎？這跟「早起」或「晚起」無關，**只要能根據每個人天生的時型，訂定出各自合理的上學時間，就能將每個人的工作表現發揮到極大化**。

另外，**睡眠不足度指的就是睡眠負債**。如果「一天累積三十分鐘」或超過三十分鐘，這些年下來就累積了相當的睡眠負債。請謹慎看待評估的結果，並利用第三十八頁的方法（詳情請參照第九十二頁）償還睡眠負債吧！

# 2 短眠者的比例僅佔百分之〇·五

人生只有一次，每個人每天都一樣只有二十四小時。

「如果是這樣，那可以睡很少就容光煥發的人好幸運啊！看樣子這世界上真的有短眠者，我也好想成為這樣的人喔！」

我懂這種心情。但是，短眠者在現實生活中幾乎是不存在的。所謂的短眠者，是指一個人即使每天睡眠時間不到五小時，白天依舊精力充沛幾乎不覺得睏，可維持身心正常功能的運作。

根據美國睡眠醫學會公佈的數據顯示，短眠者中女性佔百分之四·三、男性佔百分之三·六；不過這很可能是將有失眠問題或其他睡眠障礙等「因病長年夜不成眠的人」都算進數字裡，比例才會這麼高。有鑑於此，日本睡眠研究的先驅、擔任睡眠評估研究機構代表的白川修一郎教授，於二〇〇四年透過網路，以日本全國兩萬五千名年齡介於十六歲到七十五歲間的男女為研究對象進行調查；結果發現，若將「因病無法入睡」等特殊情況排除，每天平均睡不到五小時卻依舊生龍活虎的「純粹短眠者」，其實根本不到百分之〇．五。

換句話說，即使數字已被高估，**兩百人當中大概頂多只有一人是真正的短眠者**。

最著名的短眠者是拿破崙與愛迪生，許多文獻均有記載，各位說不定也曾經讀到過。時至今日仍會將他們的名字列舉出來，代表短眠者確實十分罕見，故不難理解他們的存在何以令人心生嚮往。

然而，在跟許多上班族聊過後發現，該族群的短眠者比例不知為何特別高。當被問到「你的睡眠時間多長？」時，或許你周遭也會聽到這樣的回答「五小時左右吧！」其比例大幅高出白川教授調查中所導出的「短眠者的比例只有百分之〇．五」。

順帶一提，最近美國睡眠醫學會對短眠者的定義，從本來的「未滿五小時」放寬至「未滿六小時」，學會更明白指出**「睡眠時間短」十分危險（會對身心造成危害）**。

那麼，上班族短眠者的比例偏高究竟意味著什麼？一來，擔心說出「睡很多」就顯得自己很遜的人還真不少。在我的印象裡，大部分的人都被「（即使犧牲睡眠）也要強打起精神做各種事＝了不起」的社會框架所限制，為貪睡的自己感到心虛，因而不自覺講出比實際睡眠時間更少的數字。

再者，「這個也想要」、「那個也不想放棄」因而減少睡眠的人其實也很多。這種人本身其實並非短眠者卻夢想自己是（？），因此過著睡眠時間很短的生活。可以預期很多人分明在逞強，卻一點兒也沒發現自己真正的狀況。

尤其是十個同事之中，如果有一個是短眠者，勢必會對個性較積極的人造成壓力，讓他們萌生「我也得加把勁，少睡一點迎頭趕上才行！」的想法。

事實上，坊間提倡「四個半小時睡眠」的書籍曾一度引起熱議。

實不相瞞，過去我也曾是挑戰短時間睡眠的其中一人，但實在是睏得要命完全爬不起來，就算起床了腦袋也昏昏沈沈，短眠對我來說完全行不通；即使我完全按照書上指示來做，依舊辦不到。當時的我既沮喪又自責，覺得自己「能力差又懶散，實在很差勁！」但隨著我愈深入鑽研睡眠研究，才意識到這種自責有多麼愚蠢及荒謬。

先前我們提到「早晨型」或「夜晚型」一半靠遺傳決定，同樣地，一個人最適當的睡眠長度自然也與遺傳息息相關；如果你的父母、祖父母、叔叔、阿姨等**血緣親屬都不是短眠者，那麼幾乎可以斷定你不會是短眠者**。既然沒有短眠基因，每天好好睡足七到九小時的工作表現顯然會更出色。

再者，如第一章所述，睡得好肌膚有光澤，連肥胖也會遠離你，身體自然很健康（如果你沒有短眠基因卻習慣睡得很少，建議回到第二十到三十四頁，將內容當成是「自己的事」重新再複習一次）。

聰明的商業人士，是時候收起你「對短眠者的憧憬」，調整方向認真睡好睡滿吧！

## 世界知名的成功人士都深知睡眠的重要性

最近公開表明自己每天睡超過九小時的「長眠者」愈來愈多了，像前美國大聯盟選手鈴木一朗、相撲力士橫綱白鵬翔、職業高爾夫球選手老虎伍茲（Tiger Woods）以及前一級方程式賽車手車神舒馬克（Michael Schumacher）等頂尖運動員們都是長眠者。這些活躍於第一線締造輝煌戰績的選手們普遍認為，時間夠長的睡眠是消除疲勞最有效的方式。

不只是頂尖運動員，**創意工作者也必須好好睡覺**；在睡眠觀念先進的美國，據說有許多成功人士都把睡眠列為一天中最優先處理的工作事項。全球知名企業的經營者都充分確保自己的睡眠時間，而為了提高睡眠品質，他們有人雇用專屬健身教練刻意活動身體，甚至聘請專業的睡眠教練。

亞馬遜購物的共同創辦人傑夫．貝佐斯（Jeff Bezos）堅持一天睡八小時，他表示：「犧牲睡眠，或許能得到『有生產力的』兩到三個小時，但這種『生產力』很可能只是你的錯覺。」

微軟創辦人比爾．蓋茲（Bill Gates）、蘋果執行長提姆．庫克（Tim Cook）和推特共同創辦人傑克．多西（Jack Dorsey）每天睡七小時，赫芬頓郵報（HuffPost）創辦人阿瑞安娜．赫芬頓（Arianna Huffington）則每天睡七到八小時。

在日本，勝間和代、崛江貴文等名人皆以每天睡八小時為目標。勝間和代曾說：「睡眠是預防生病成本最低廉的萬靈丹，短短七個小時就能修復疲憊的大腦。」崛江貴文也曾談到：「犧牲睡眠會讓記憶力下降，徒增發呆恍神的時間罷了。我每天沒睡超過六小時，大腦就沒辦法工作。」

成功人士都深知睡眠的重要性，他們與社會提倡的風氣反其道而行，絲毫不認為「睡這麼多真的好丟臉唷！」這種態度，我舉雙手雙腳贊成！

## 職場青壯世代更應該「睡足七到九小時」

我曾在第二十一頁的圖1－1提到，對年齡介於二十六到六十四歲的職場青壯世代來說，每天睡足七到九小時是最佳的睡眠條件。

除非是身體極度疲勞或處於睡眠負債的償還期之外，最多也只能睡九小時。一般商業人士如果想把工作表現提升到最高，我會建議在七到九小時之間找出並確保最適合自己的睡眠時間。

這中間原本就有兩小時的差異，你只有親身實測才能確定，七到九小時之間究竟哪一種睡眠長度最適合自己。

只要按部就班實踐第九十二頁所說明的睡眠負債償還方法，親身感受「狀況變好了！」的那一刻肯定會來到。藉由親身實踐而摸索出來的睡眠時間，肯定是最適合你的最佳睡眠條件無誤。

養成習慣後，碰到比較累的日子就稍微多睡些，冬天可以稍微睡久一點（因日照時間不同，夏天所需的睡眠時間較短，冬天則較長），因應身體狀況和環境隨時調整，就能活力充沛一整年。

# 3 「入睡後的前三小時」是睡眠黃金時間

第一章曾提及，人在睡眠過程中會分泌「生長激素」。生長激素關係到人體的每個器官，負責皮膚、肌肉、臟器、骨骼等全身的修復與再生；不但能消除疲勞，保持精神、體力和專注力之外，也與免疫力的提升有密不可分的關係，對維持身心的健康至關重要。不過，生長激素的分泌在睡眠過程中並非全程保持相同的濃度。

**最關鍵的時間在於「入睡後的前三小時」**（請參照第七十九頁的圖2－2）。如果能在這個階段儘可能熟睡且中途不要醒來，生長激素的分泌即可達到最高峰。在晚上睡覺、白天起床的生活模式裡，不管你幾點睡，生長激素分泌最旺盛的時段都是在入睡後的前三個小時，大家最常聽到的「晚上十點到凌晨兩點是睡眠黃金時段」完全是坊間迷思。

## 2－2　以年輕健康男子（22歲）為例

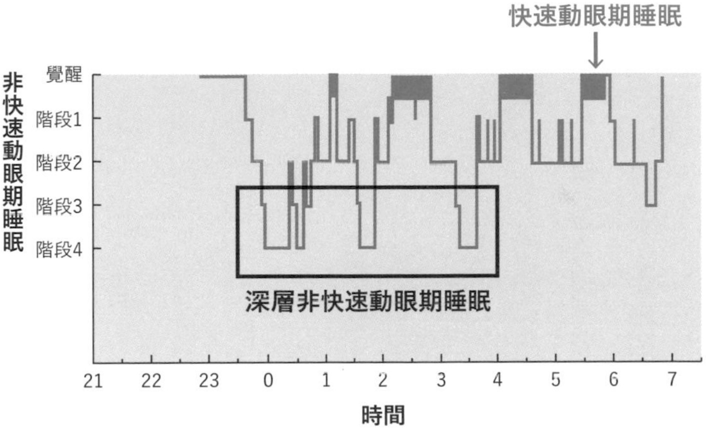

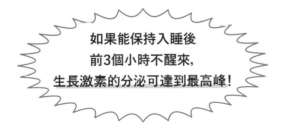

**如果能保持入睡後**
**前3個小時不醒來，**
**生長激素的分泌可達到最高峰！**

出處：參考白川修一郎教授製作之〈年輕健康男子為例〉圖表／
《睡眠學手冊》日本睡眠協會著（朝倉書店出版）修改製作

順帶一提，我們有兩種型態的睡眠，「REM快速動眼期睡眠」與「NREM非快速動眼期睡眠」。REM快速動眼期睡眠的REM意指Rapid Eye Movement（快速動眼期），在這段時間裡，即使睡著了眼球轉動、大腦記憶整理等活動仍持續進行。

另一方面，NREM非快速動眼期睡眠會刪除不必要的記憶，發揮減輕或消除壓力的功能。沒錯！**「非快速動眼期睡眠」遠比喝酒抒壓要有效多了！**

擁有健康睡眠的人首先會進入淺層的非快速動眼期睡眠，隨後再進到深層的非快速動眼期睡眠；接著穿插一點快速動眼期睡眠，然後再次進入到非快速動眼期睡眠。理想上會重複這樣的循環四到五回，直到自然甦醒（請參照第七十九頁的圖2－2）。

然而，人們經常聽說的「九十分鐘週期」也是一種迷思。所謂的週期僅是眾人的平均值，實際上也有人說是九十到一百二十分鐘週期，或是八十到一百分鐘週期。除了個別差異，每天晚上也會因為季節、身體狀況、年齡的不同而改變睡眠的長度；所以說一個晚上以九十分鐘為週期、每天持續下去，這種情況要百分之百套用在每個人身上是不太合理的，不可能有這麼順利的事。

在任何狀況下，**生長激素一天的分泌量約有七到八成是在入睡後的前三個小時、尤其是深層非快速動眼期睡眠所分泌**。總之，入睡後的前三個小時最重要的是「不會睡到一半醒來，深深地沉睡」。

## 嚴禁打瞌睡、睡前喝酒和吃太飽

如果想保持入睡後的前三個小時熟睡不中斷，尤其要小心的就是「打瞌睡」。

「躺在沙發上看電視，一不小心就睡了一小時，醒來趕忙爬回床上睡覺。」各位或許也有過同樣的經驗，這麼一來「入睡後的前三個小時」就被中斷了。假設一個人突然醒來、回到床上睡，馬上再進入夢鄉，可惜的是**睡眠一旦被中斷，在那之後生長激素就不太會

**再分泌了**。

還有睡前狂灌啤酒，導致入睡後兩個小時左右就尿急爬起來上廁所，這種狀況同樣也會降低生長激素的分泌。總之，好好珍惜入睡後的前三個小時，養成維持熟睡不中途醒來的習慣吧！

此外，研究結果顯示**空腹狀態較能刺激生長激素分泌**。在「吃太飽」的狀態下睡覺，因為消化的緣故，不但使睡眠變淺，還會干擾生長激素黃金三小時的分泌。理想上，**至少在睡前兩到三個小時就必須吃完晚餐**。

# 4「睡眠」才是消除壓力的最強方法

讀到這裡，各位是否會覺得要確保每天七到九小時的睡眠實在太難了，而想放棄呢？

你想過究竟為什麼平日會睡眠不足？如果每天早上六點要起床，理論上晚間十點就該上床睡覺，為何如此理所當然的事情就是辦不到？

如果是因為工作多到回不了家，那很可能是工作效率太差，這樣的人顯然陷入「工作效率差↓因為工作效率差，所以工作做不完↓工作做不完，所以回不了家↓回家時間變晚，導致睡眠時間減少↓睡眠時間減少，工作效率更差」惡性循環的無窮迴圈。

倘若真是如此，更應該為斷開惡性循環的連結付出更多努力。

又或者工作其實沒忙到那麼晚，有時卻為了「其他事情」而忙，最具代表性的「其他事情」大概就是喝點抒壓的小酒。跟同事一起喝酒，兩三個小時一下子就過去了；就算是在家喝，嘴巴上喊著「得早點睡才行！嗯……再一杯就好！」結果拖拖拉拉時間就浪費掉了。

這種狀況，我懂！我也曾經有過兩年幾乎天天喝酒，喝到差點得到酒精成癮症的日子。當時的我身陷在「想解壓所以每天喝↓天天喝，喝習慣了酒量變好↓酒量變好於是喝更多↓喝更多喝到更晚，碰到酒品差的人機率增加↓反而壓力更大↓即使如此，喝習慣了還是繼續天天去喝」的負面漩渦，搞到自己痛苦得不得了。

由於愈喝愈兇，到最後每天睡覺的時間只剩下三到四個小時。我原本明明是一定得睡足七小時的體質，卻因為愛喝酒而達到睡眠不足的巔峰。

可想而知，當時大腦前額葉的功能應該一落千丈。那時候的我常恍神，判斷力變得很差，只有一股莫名的沮喪和焦慮感老揮之不去，身處這種狀況下工作不可能做得好。很遺憾地，飲酒所引發的睡眠不足讓我的工作非常不順，想借酒抒壓卻適得其反，導致壓力更大。

我本身就有沈迷於滿足嗅覺、味覺快感嗜好品的體質，大學時期曾為了消除壓力而暴吃零食，去附近超商買零食通常是我作為一天結束的固定行程。就算當時狀況再怎麼嚴重，也還保有起碼的理智，我給自己的底線是「絕不能無止盡地吃下去，一次購物最多限制在一千日圓（約台幣兩百六十元）以內」。

即使如此，這種理智可說是相當便宜行事！超商的零食不貴，一千日圓就能買到不少數量，洋芋片肯定必買，加上樂天小熊餅乾、不二家鄉村餅乾等熟悉的零食通通都要；如果那天的心情特別煩悶，根本等不及回到家，我就會打開包裝沿路吃起來。而且沒有全部吃完絕不罷休，我的字典裡沒有「剩下來」這個選項。現在想起來我都還會頭皮發麻，相信讀者之中也有人正為了這種成癮症而受苦。

## 酒精、賭博、瘋狂購物都無法消除壓力

生活充滿過多資訊，做什麼都要求要快狠準，一個人想在責任制的現代社會生存很難

擺脫壓力。況且人類更傾向記住不好的事，多過於記住開心的事。

換句話說，**如果不用方法適時重設大腦，大腦很顯然會被壓力耗盡，無法繼續正常工作**。許多人包括過去的我，都以為「重設」就是要靠酒精、甜食、賭博或購物。

這類活動雖然能讓你暫時忘卻不好的記憶，卻無法幫你消除它；而睡眠卻擁有可有效刪除不必要的記憶，舒緩甚至消除壓力的力量。**消除壓力最好的辦法就是去睡覺，生活上碰到爛事，就請比平常再多睡一點吧！**過去企圖靠酒精跟零食消除壓力的我，在歷經無數次的嘗試與錯誤後，終於得出最終結論——睡眠才是「壓力管理的最佳工具」，所以現在的我每天都睡得非常好。

# 5 「想要好睡而喝酒」只會令睡眠品質一落千丈

想要好睡而借助酒精力量的人，其實不在少數。

喝醉了確實可以暫時睡著。我過去那段差點酒精成癮的時期，曾經喝得爛醉如泥，回到家甚至連澡都沒洗直接倒頭就睡；說穿了，就是睡到一個「不省人事」。但這種睡法並不代表能一覺到天亮，經常睡不到兩小時就清醒，在那之後飽嘗淺眠或中途不斷清醒的折磨。

根據國際酒精學會的研究報告指出，**飲酒雖能在短時間內助人入眠，但身體為了代謝酒精而導致睡眠變得短淺**。另外，酒精的代謝會動用到體內的水分，造成口乾舌燥睡不好的狀況。

此外，在夜晚睡眠過程中，體內會分泌抗利尿激素來停止製造尿液，但酒精會抑制激素的作用，讓你起床上廁所的次數增加；還會讓你容易打呼，因為酒精會麻痺舌頭肌肉，當舌頭阻塞氣管，讓空氣通過時的阻力加大而造成打呼。

打呼的人看似熟睡其實不然，由於氣管變窄無法獲取充足的氧氣，會導致睡眠變淺。證據在於：如果你呼喚正在打呼睡覺的人，他們會像受到驚嚇般輕易地醒過來。也就表示，他們無法熟睡。

綜合各項原因，酒精會降低你的睡眠品質。所以我們不該為了期待好睡而喝，**應該隨餐適量飲用，等到睡覺時間，酒精應該也代謝得差不多了**。

至於如何避免不必要的過度飲酒，我會根據經驗另外提出建議，在第一百九十八頁到二百零一頁再與大家分享。

# 6「夜間頻尿」是生理時鐘紊亂的證據？

隨著年齡增長，睡眠過程中起來上廁所的次數也會跟著增加。即使在我自行舉辦的睡眠講座上，也不乏有人向我傾訴他們夜半起來上廁所，因而中斷睡眠的困擾。

根據日本泌尿器科學會的資料顯示，**約有四千五百萬四十歲以上的男女，為了排尿半夜至少得起床超過一次**。

請見第九十頁的圖2－3。四十到四十九歲約有四成、五十到五十九歲超過五成、六十到六十九歲大約八成的人半夜會起床排尿一次，這樣當然會影響到睡眠。

為什麼隨著年齡的增加會導致睡眠中頻尿？在沒有特殊疾病的狀況下，健康的人頻尿原因大概可分為兩種：首先是膀胱的容量變小，年輕時膀胱的延展性較佳，膀胱藉由延

## 2－3　各年齡的夜間排尿頻率

單位：%

| 男 | 40-49歲 | 50-59歲 | 60-69歲 | 70-79歲 | 80歲以上 |
|---|---|---|---|---|---|
| 1次以上 | 44.0 | 61.8 | 83.8 | 91.2 | 96.6 |
| 2次以上 | 10.3 | 20.6 | 39.7 | 62.0 | 83.9 |
| 3次以上 | 4.0 | 7.0 | 17.3 | 31.5 | 55.9 |

單位：%

| 女 | 40-49歲 | 50-59歲 | 60-69歲 | 70-79歲 | 80歲以上 |
|---|---|---|---|---|---|
| 1次以上 | 38.4 | 59.5 | 76.6 | 88.7 | 92.9 |
| 2次以上 | 8.5 | 15.4 | 28.6 | 48.3 | 71.2 |
| 3次以上 | 2.7 | 4.2 | 9.6 | 19.0 | 40.2 |

出處：青木芳隆、横山修：根據日本老年醫學會雜誌50(4),434-429,2013-07修改

展來貯存大量的尿液，年紀大了膀胱彈性變差，能貯存的尿量也減少了。

其次是夜晚仍持續製造尿液。各位讀者可不能覺得事不關己！夜晚持續製造尿液的原因正出在生理時鐘的紊亂。

生理時鐘如果正常運作，到了夜晚，大腦便會下達「差不多該停止製造尿液了」的指令，大量分泌「抗利尿激素」。正因如此，我們可以在睡眠過程中不用跑廁所，一覺到天亮。

然而，一旦生理時鐘被打亂，連同抑制了抗利尿激素的分泌，導致膀胱夜晚製造尿液的效率跟白天一樣，逼得人們只好半夜起來上廁所。就這個層面來看，調整好生理時鐘格外重要。

此外，**睡眠呼吸中止症等睡眠障礙也與夜間頻尿有密不可分的關係**。倘若按照書中建議的改善方法去做，睡眠狀況依舊沒有改善時，建議尋求第九十三頁的圖2－4所介紹的睡眠專科醫師診斷。

# 7 「三招」讓你邊工作也能邊償還睡眠負債

透過本書的方法，各位讀者應該努力的方向大致上有兩個：一是償還積欠的睡眠負債，二是調整生理時鐘，增加血清素分泌以提升睡眠品質。這兩個課題我們會一起來處理，但首先要思考的是如何清償你的睡眠負債。

想知道自己究竟積欠了多少睡眠負債，只需要回答慕尼黑時型調查問卷就能大致掌握自己的狀況，這裡我們就用第九十三頁我個人平常使用的評估量表，一起來驗證看看吧！「評估一」是累積睡眠負債時特有的症狀，「評估二」是睡眠不足時引起的主要症狀。各位檢測的結果如何呢？

如果你是正處於職場青壯世代的商業人士，應該或多或少都積欠了睡眠負債，讓我們

## 2－4　睡眠負債自我評估量表

### 評估一

- ☐ 休假日的睡眠時間比平日長2個小時以上
（例：平日睡5小時，星期六日睡7個半小時等）

### 評估二

- ☐ 早上爬不起來，起床後沒有神清氣爽的感覺
- ☐ 經常還不到中午就覺得睏
- ☐ 一回神就發現自己不小心在電車或沙發上睡著了
- ☐ 我的特技就是無論何時何地都能睡著
- ☐ 明明睡著了卻還是很累

**如果符合評估一，代表你一定有睡眠負債。**
**容易出現「好睏」、「好沈重」、「容易覺得煩悶等精神上的不穩定」等症狀。**
**即使不符合評估一，只要符合評估二選項的其中一項，就代表睡眠品質不佳或睡眠時間不夠的可能性很高，日常生活應該已經受到影響。**

如果你已經試過睡久一點，也嘗試過各種舒眠法，仍然無法改善上述各種症狀，或許就需要檢查是否有睡眠呼吸中止症等睡眠障礙，或是其他身體及精神疾病的可能。倘若日常生活已受到影響，建議儘速前往專責醫療機構就醫。

**▼台灣睡眠醫學學會‧全國睡眠檢查地點**
**http://www.tssm.org.tw/check.php**

儘早還清負債，調整到能以最佳身體條件，發揮最棒工作表現的狀態吧！

首先，我們將睡眠負債以一週為單位做個驗證。必須先說明的是，這並不代表每個人都能在數週內還清睡眠負債。以我為例，因為過去的狀況十分糟糕，以至於前後大概花了一年多的時間才完全康復。但即使嚴重如我，現在的狀態也好得不得了，所以不必慌張，慢慢來吧！

我以睡眠專家的身份，以及一個過來人的經驗向你保證，只要嘗試下面介紹的三招，你的身體跟精神狀態會明顯感覺變好。所有能力範圍做得到的，都請儘量努力去做！

**① 在平日比平常就寢時間提早三十分鐘上床**

這是最不勉強，也是最接近適合自己睡眠時間的方法。如果你平常晚上十二點才睡，現在請你十一點半就上床睡覺。節目再好看也請果斷地關掉電視！（意志力強的人，就是帥！）

這樣實行一週後，睡眠負債累積很兇的人或許還沒有明顯的感覺，睡眠負債相對較少的人應該會感覺精神比過去好一些。**好好讚美這一週做到提前三十分鐘睡覺的自己，下一週繼續再提早三十分鐘上床睡覺**。

透過逐週縮短三十分鐘睡眠負債的方式來循序漸進調整，直到即使平日也能保有每天七到九小時的睡眠；調整至最佳睡眠模式後，未來持續保持這個習慣（方法請參照第九十九頁）。

究竟七到九小時之間的睡眠長度中，哪個最適合現在的自己，只能靠親身測試找出最能感受到身心舒暢、有精神的睡眠條件。如果這麼做對你來說很困難，請先以八小時睡眠作為目標。

至於為什麼要以循序漸進提前三十分鐘的方式來進行？因為三十分鐘對任何人來說，都是最容易入睡的時間。如果突然大幅改變原本的生活節奏，反而會適得其反更難入睡（順便提供一個參考值，**我們稱平常就寢時間前的二到四小時為「禁止睡眠時段」**，這是一天之中腦波最難以入睡的時段）。

不過，積欠睡眠負債者另當別論，**如果可以提前幾個小時睡覺，就請儘早上床睡覺**。

我也是靠這招來加速償還睡眠負債。

## ② 休假日最多賴床到平日起床時間＋兩小時

平日早上六點起床的人，休假日睡得再晚也得在八點起床，再怎麼睏都請努力爬起來！

**這份努力絕對會以「好眠體質」與「高效能工作表現」的形式回報給你**。

順帶一提，即使沒有睡眠負債，也不建議休假日賴床超過兩小時，因為容易引發第一章所介紹過的「社會性時差」，並造成生理時鐘的紊亂。生理時鐘一旦被撥亂就無法好好睡覺，反而會累積更多睡眠負債。

再者，「起床」跟「睡醒」是兩件事，眼睛雖然睜開了卻還在床上滾來滾去，不叫做起床（詳情請見第三章）。還有，不管是隔天放假或休假日當天，都請儘可能保持跟平常同一時間，甚至比平常再早一點上床睡覺。

**最重要的是把休假日當平日度過**。忘卻工作的辛勞，開心享樂固然重要，但**不刻意製**

**造睡眠條件的「例外」會更舒服，身體一天比一天更輕盈，工作表現也更優異。**

## ③ 巧妙利用午睡

我會在第四章針對午睡做更多細節的探討，在此想先告訴各位，巧妙利用午睡可加快睡眠負債的清償速度。

**平日在中午十二點到下午三點之間午睡十五到二十分鐘，超過五十五歲則睡三十分鐘；休假日同樣在中午十二點到下午三點之間午睡最長一個半小時**。遵照這個原則，積極地午睡吧！

當然，平日無須勉強自己刻意午睡，只需在「感覺有點累」時睡一下活化大腦，午睡後思緒清晰，可有效提升下午的工作表現。

週末的午睡對償還睡眠負債而言十分重要，但切記「絕對不要超過一個半小時」。由於午睡的舒服有別於夜晚的睡眠，很容易一不小心睡過頭，不過這麼一來，好不容易才調整好的生理時鐘又被擾亂了。記得午睡前一定要設好鬧鐘，時間一到就要起來！

這邊所介紹的①～③三招，如果全部同時進行有難度的話，就先從能做到的地方開始吧！此外，總是會有那麼幾天就是無法進行吧？心裡雖然想著：「今天要比上週再提早三十分鐘上床」，卻因為突發狀況，到最後「竟然比平常還晚兩小時」也說不定。如果碰到這種狀況就絕望放棄，先前付出的努力都付諸流水了；這時候只要把「比上週再提前三十分鐘上床」的日子增加一到兩天折衷即可。先求有再求好，總之持續下去就對了。

我們的目的是在清償睡眠負債，而非訓練大家遵守原則；無法遵守原則時，不是大喊「Game Over」結束遊戲，而要懂得適時放自己一馬，為自己加油打氣，想辦法先繼續下去。說穿了，跟人「活著」的道理相同。

**我認為，生活即使出現阻礙或今天剛好沒那個心情時，依然堅持不偏離正軌，努力達成目標，才是一個「能力好的大人」的表現。**

睡眠負債是自己造的業，**賴不掉也甩不開**。奉勸各位，債早還早好，無債一身輕！

償還睡眠負債還有另一個重點，**就是掌握自己所擁有的時間。**

# 8 用「倒算法」確保你的睡眠時間

你之所以欠下龐大的睡眠負債，起因於原本的生活型態出了問題。如果不好好檢視，將再度墮入睡眠負債的地獄。

在此，我們用第一百頁的二十四小時圓餅圖，檢視一下各位讀者是如何度過一天的吧！

重點是，**得先從起床時間倒推來決定就寢時間**。各位必須意識到，要先確保好適合自己且足夠的睡眠時間後，再用剩下的時間完成包含工作等生活中的所有活動。

接下來與各位分享實際填寫一日作息圓餅圖時的重點（請參照第一百頁的圖2－5與第二百六十二頁的附錄）。

**一開始就先把待在公司的時間跟絕對必要的通勤時間寫進去**。所謂的「待在公司的時

## 2－5　以「圓餅圖」構思如何度過一天

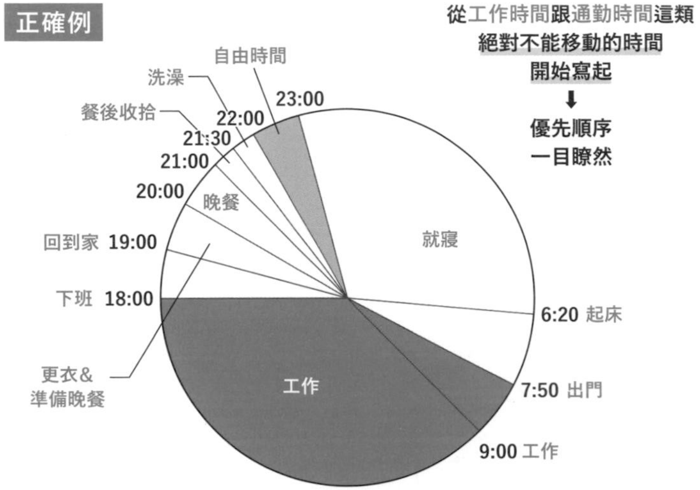
正確例
從工作時間跟通勤時間這類
絕對不能移動的時間
開始寫起
⬇
優先順序
一目瞭然
自由時間
洗澡
餐後收拾
23:00
22:00
21:30
21:00
20:00
晚餐
回到家 19:00
下班 18:00
更衣&
準備晚餐
就寢
6:20 起床
7:50 出門
9:00 工作
工作

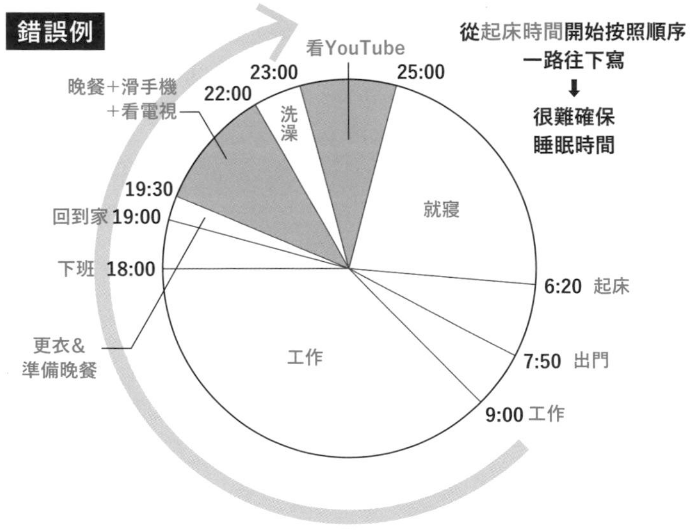
錯誤例
從起床時間開始按照順序
一路往下寫
⬇
很難確保
睡眠時間
看YouTube
23:00
25:00
晚餐＋滑手機
＋看電視
22:00
洗澡
19:30
回到家 19:00
下班 18:00
更衣&
準備晚餐
就寢
6:20 起床
7:50 出門
9:00 工作
工作

間」僅限於「準時下班」的工作時間，如果一開始就把加班考慮進去，你就永遠沒辦法過有效率的日子。

**接下來是填寫你的起床時間**，下一步則是衡量自己的睡眠長度後，**填入就寢時間**。

關於睡眠長度的設定，如前面所述，為了維持身心健康，專家建議七到九小時的睡眠。假設你需要睡八小時，請從起床時間倒推回去，保留八小時的睡眠時間。這麼一來就能得出下班回到家以後至就寢之間的時間。

別忘了**將用餐跟洗澡時間也寫進去**，想睡得好，這兩件事可大意不得！晚餐請務必設定在睡前二到三小時吃得完的時間。還有一定要每天泡澡，如果泡攝氏三十八到四十度之間的溫熱水，建議最晚時間為睡前一小時；若是偏好攝氏四十一度以上的熱水，則最晚要在睡前二到三小時泡完（詳情請參照第二百零二頁）。

上述活動都填進去之後，瞬間就能明白你所剩餘時間真的不多，大概一小時，最多不過兩小時左右。

很可惜，現實就是如此，你不可能把所有「想做的事」都做完，但如果能清楚認知這一點，作息的優先順序就很明確了。例如，停止像是「漫無目的滑手機」這類優先順序較低的行動，真的戒不掉時請限制自己只在移動通勤時滑，或是週末再盡情滑等，另外想一些折衷的辦法。

**令人意外的是，平常就睡眠不足的人之所以犧牲睡眠，竟然都只是為了這些不太重要的小事。**

第一百頁的圖2－5上方的圓餅圖其實是我個人的作息，想提供給讀者參考。

如前所述，第一步就先將「工作時間跟通勤時間」寫進去。昭和西川的上班時間是早上九點，考量通勤時間五十分鐘（多抓十分鐘是為了有餘裕徜徉在陽光下散步進公司，請參照第一百二十五頁），還有我想提前二十分鐘左右抵達公司做準備，所以得在七點五十分出門才行。下班時間是晚上六點，我會在回家路上順道採買晚餐的食材，在七點左右到家。

接著必須思考的是「幾點要起床？」通常我需要一個半小時左右的時間，起床後吃個幸福的早餐（請參照第一百一十六頁）、著裝準備出門，所以從出門時間七點五十分回推，必須在六點二十分起床。

然後是填入「就寢時間」。習慣早上六點二十分起床的我，若想確保七個小時的睡眠，便得在晚上十一點二十分入睡，要是把入睡所花費的二十分鐘也考慮進去，最晚得在十一點上床準備就寢。

到這個階段，從下班回家到睡前只剩下四個小時。馬上著手準備晚飯，吃完再加上整理好已經九點半了，然後洗好澡就已經十點了。換句話說，只有從十點洗好澡到睡前的十一點之間的一個小時，才是真正屬於我的自由時間。

我相信，各位的狀況應該跟我差不多。假設碰到不得不加班，或是陪孩子睡覺等因人而異的各種狀況，可以自由利用的個人時間，一天不知道有沒有一個小時。即使如此，也絕對不可以說：「算了！乾脆壓縮睡眠時間做點自己喜歡的事吧！」

**睡得不夠，犧牲睡眠的代價將使你醒著的時間品質大幅滑落**；而效率變差，工作做不完無法早回家，自己能利用的時間變得更少，最終陷入惡性循環。

**長期來看，睡眠不足還增加了罹患糖尿病、高血壓、心血管疾病或阿茲海默症等嚴重疾病的風險**，如同我在第三十四頁所述，犧牲睡眠使壽命縮短的風險亦同步上升。我衷心希望讀者們花點時間，利用本書附錄的圓餅圖仔細思考一下，究竟有什麼事是你甘冒風險，不惜犧牲睡眠都想要做的？

最後也建議各位**因應生活型態的改變，適時更新你的作息圓餅圖**。

COLUMN 2

# 思考睡眠，也是思考人生

我們能自由支配的時間其實比想像中的少，但如果因為這樣而壓縮到睡眠時間，實非明智之舉。以此為前提，我們應該思考的是——如何充實度過這段短暫的時光？用這樣的思維方式，或許可以讓我們每一天過得更有效率，表現更出色。

**認真思考睡眠正是「思考人生」的體現**。

你可以試著將自己一直以來不惜壓縮睡眠所做的事全部列出來看看，會發現自己根本把時間浪費在些窮極無聊的小事上！（#失禮！）打電動、漫無目的地上網、貼那些ＩＧ美照、在社群網站幫人按讚或等人來按讚等……這些事也許確實讓人覺得抒壓放鬆，但我說真的，有那麼重要嗎？

當然，做這些事也不是不行。但是，瓜分你如此珍貴一小時平日時間的大事，究竟是什麼？

我希望讀者們都能好好想一想，你真正「想要做的事」究竟為何？重訓、練習英文會話、準備考證照或學才藝等，想做的事情應該很多吧？這些事如果在休假日也能做，就挪到休假再做也不錯。

我早已決定將網路購物或煮精緻料理列為「平日不做的事」，因為這兩件事做起來實在太開心，時間一下子就過去了。

我將平日忍著不做的兩件事移到休假日好好享受，做好做滿。對於那些我覺得**「優先順序似乎沒那麼高的事」，決定挪到休假日做或連休假日都「不做」也是一種辦法**。

你是否清楚自己平日跟休假日分別擁有多少可運用的時間？讓我們終結這種無法精確掌握時間，只是過一天算一天打發時間的生活方式吧！

我期待各位能透過這次下定決心、改善睡眠品質的機會，奪回自己的時間主導權（意即你的人生）。

# 第3章

# 「早晨這樣過」上午工作效能大幅提升

# 1 夜晚的睡眠品質取決於「當天的早晨」

**晚上能否睡個好覺，事實上在早晨就已經決定了**。就寢時間快到了才開始想方設法雖說也不壞，不過很抱歉，我還是會說：「一切都太晚了」。

我會這麼說的原因有兩個。

一是生理時鐘的重設只會在早上進行，最晚到上午十點左右，位於大腦的主要中樞時鐘會在視網膜接收到太陽光之後完成校正。

所以，**眼睛一睜開請馬上起床，拉開家裡的窗簾去曬曬太陽吧！**盡量把窗戶打開，讓太陽光不必透過玻璃、直接照進視網膜吧（直視太陽很危險，請千萬別這麼做！）

如果你是早上六點左右起床的人，冬天日照較短時可能會覺得「天色還暗暗的，感受不到陽光」，即便如此也請先拉開窗簾，等太陽升起後再去沐浴陽光。就算是雨天或陰天，每天的天空模樣都不相同，光是仰望天空也很療癒。建議將**「起床後拉開窗簾」當作早晨的固定儀式**。

二來，**血清素的分泌也是從早上開始增加**。太陽光進入到視網膜，可促進分泌血清素，正如第一章所述，到了傍晚，血清素會轉換成睡眠荷爾蒙褪黑激素。

血清素又被稱為「幸福荷爾蒙」，可有效抑制多巴胺和去甲腎上腺素等攻擊性強的荷爾蒙過度分泌，消除煩躁與焦慮，創造愉快又穩定的心情。

血清素的分泌原則上會持續到傍晚，但是如果早上起床第一件事就是好好地去曬太陽，釋放大量血清素的話，不僅能讓你晚上睡個好覺，還能保持一整天的最佳狀態。

自己的大腦究竟分泌了多少血清素，對專業的商業人士而言，是個至關重要的問題，絕對不可輕忽。

**想更有效率地分泌血清素，重點在於盡可能在早上曬太陽，一次五到三十分鐘左右。**

在極度炎熱的夏天大概曬五分鐘就夠了，如果是陽光和煦的季節，就把目標設定在曬個三十分鐘吧！

對於那些忙到連上午曬三十分鐘日光浴時間都沒有的人，請試試看第一百二十五頁介紹的方法。只要妥善運用早餐跟通勤時間就行了，不會增加你額外的負擔。

## 2
# 「日照不足」正在摧毀你的睡眠

正如我多次提到，想睡個舒服的好覺除了調整生理時鐘以外，還需要分泌大量的血清素。為了達成這個目標，上午好好曬太陽真的很重要。

然而，現代人卻不怎麼曬太陽，甚至根本討厭曬黑，反倒是為了不被太陽曬到而努力防曬。原因可能是因為距今約四十年前，科學家觀察到南極上空有臭氧層破洞，更突顯紫外線對生物的危害。

長時間曝曬在過強的陽光下，確實容易誘發皮膚癌、皺紋增加等皮膚老化的問題。但另一方面，**太陽光有助於合成維持健康所須的維生素D（請參照第一百七十三頁），對人類的健康不可或缺**。

過去，人類只把太陽光當作「照明」來生活，太陽升起即為起床的訊號，白天外出狩獵採集（進入農耕社會後便為下田工作），傍晚太陽下山再回到居所。天黑後的行動只能仰賴月光或火炬，當人類文明稍有發展時才使用燈籠或油燈照明。我們的身體被設計成在這樣的環境中度過一天。

不過，當愛迪生發明白熾燈泡後，世界就此改變，只要有錢就能以人造方式讓夜晚和白天一樣明亮。愛迪生活著的年代看似久遠，但如果從人類歷史長河的視野來看，不過是最近的事。

創造出「永遠燈火通明」的環境讓生活更便利，相對也衍生一些困擾。大多數現代人因為照明而產生「自己已充分曝曬在陽光下」的錯覺；但是，你曬夠的不是「陽光」而是「燈光」。諷刺的是，**大部分「閃躲陽光」的現代人，都因嚴重缺乏陽光而摧毀睡眠，也對健康造成危害**。

再加上電腦及智慧型手機的問世，現代人接收光線的方式變成眼睛「盯著」藍光螢幕看。

追求便利生活的結果，讓我們原本只在晝夜分明的二元狀態下才能保持正常運作的生理時鐘，徹底被撥亂。藍光的普及為生理時鐘帶來的不良影響，尤其深刻。

話説回來，便利的生活過慣了，突然來個一百八十度大轉變也不太實際。但光是意識到「**早上八點跟晚上八點一樣燈火通明是不尋常的**」，就會有所不同。

正因為平常都在燈火通明的環境下工作，才更要刻意告訴自己明確劃分晝夜二元，這個開始正是——早上曬太陽。

# 3 將「一起床馬上往窗邊走去」當成每天早上的固定儀式

生理時鐘要撥亂反正，**理想上最好每天在固定時間起床**。起床時間不固定，比就寢時間不固定更容易導致生理時鐘錯亂。

休假日想多睡一點，最多只能比平日起床時間延後兩小時。要是真的很睏，可以在中午十二點到下午三點之間睡個午覺（最長一個半小時），時間一到就請起床。

在這裡，我想把「起床」這件事做個清楚的定義。書中任何提及「起床」的描述，意思是指「站立起身」，跟眼睛睜開的狀態是不一樣的。如果已經醒來還是躺在床上滾來滾去，很容易讓大腦誤以為「身體還在睡」；所以，一醒來就馬上從被窩起身吧！拉開窗簾，讓肌膚感受溫暖的陽光。

我尤其不建議各位**躺在被窩裡滑手機**。

早上一睜開眼，人還躺在床上，手直接伸向枕邊拿手機的人應該不少吧。有人習慣簡單確認當天的行程和電子郵件後，在腦海裡規劃好當天預定的行程及工作。但是這麼一來，將虛度你寶貴的早晨時光。

另一個更大的問題是，大腦可能因此搞錯「床的用途」。原本床應該是用來「睡覺的地方」，大腦卻誤植錯誤訊息，以為「床是想事情跟工作的地方」，於是夜晚難以入眠。

聽起來或許有些嚴格，但**手機就別帶進臥室吧**（我會在第五章尾聲的專欄詳述理由）。

**一大早睜開眼睛，請立刻從床上起身直接往窗邊走去**，將流程確實化為習慣！

附帶說明，早上的回籠覺很容易讓人再次進入深層睡眠，起床後不但頭暈腦脹，身體也變得沈重；回籠覺還會影響睡眠與醒來間體溫的切換，干擾睡眠的節奏。千萬別以糟糕的狀態開啟一日之計，就算還有睡意，早上還是要努力爬起來，之後再用午睡補眠。

# 4「早餐」決定你一整天的工作表現

校正生理時鐘與地球時間同步是提升活力的第一步。早上起來的第一件事就是讓陽光照進視網膜，重設你的中樞時鐘。除此之外，**吃早餐也是一定要的！吃了早餐，周邊小時鐘便可一併校時與中樞時鐘同步**；而中樞時鐘與周邊小時鐘不同步，身體就無法以最佳的狀態運作。換句話說，不吃早餐會讓人「整個人懶懶的」或「身體哪裡怪怪的不舒服」。就這層意義來看，早餐是一整天活力的來源，一定要吃哦！

要是你沒時間吃早餐，肯定是作息安排出了問題，請回到第九十九頁重新檢視、調整你的作息時間表。錯過早餐慌亂匆忙地去上班，就別提什麼工作表現了。況且，錯過早餐等到午餐才吃的話，血糖值會突然飆高，結果造成身體昏沉、睏意增加，下午的工作效能亦會顯著低落。

換句話說，**不吃早餐會讓你一整天活力盡失**。我們從小就被教育「三餐要認真吃」、「飲食要規律」，這不光涉及到營養層面，飲食對保持生理時鐘的規律非常有幫助。

去國外旅行時感受尤其強烈。搭長程航班前往時差長的國家時，機上總會提供好幾次飛機餐，對吧？這時候不是飛機餐一端來就直接吃下肚，必須算好目的地時區以配合調整用餐時間，方可減輕時差所引起的不適。如果空服員端出幾餐就吃幾餐，身體會搞不清楚：「現在到底是幾點？」

早餐有時吃、有時不吃或用餐時間不固定，身體會產生跟時差一模一樣的狀況。每天早上固定時間吃早餐，對身體喊話：「早上了唷！」一個中樞時鐘和周邊小時鐘搭配如交響樂團般完美的人，與一個任由大小時鐘各自為政、散亂運作的人，身體狀態及工作的表現天差地別，想來也是很合理的。

# 5 早上再忙也能快手準備，營養滿分的「縮時早餐菜單」

飲食內容無論早中晚任何時段，都請參考以下三大原則：

**①充分攝取蛋白質（詳情請參照第一百七十頁）。**
**②留意營養均衡。**
**③可同步實現①與②的縮時菜單。**

身體必須在必需氨基酸「色胺酸」、「維生素Ｂ６」、「碳水化合物」三項在蛋白質中含量豐富的營養素都具備的條件下，方能順利合成製造血清素（請參照第一百一十九頁的圖３－１）。當三項營養素到位，再加上沐浴在陽光下散步等節奏性運動，可有效促進血

### 3－1　有助於合成血清素的食物

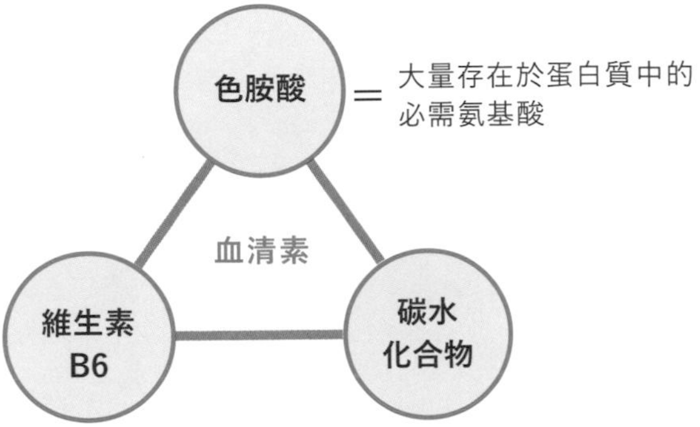


**含有豐富營養的各種食物**

**色胺酸**

黃豆製品（味噌、豆腐、納豆等）
乳製品（牛奶、優格、奶油、起士等）
芝麻、堅果、蛋類、魚類、肉類

**維生素B6**

魚類（鰹魚、鮪魚、鮭魚等）
肝臟、豬肉、大蒜、生薑

**碳水化合物**

米飯、麵包、麵類、根莖類、水果

⬇

**均衡攝取很重要！**

清素的合成，到了夜晚再轉換為褪黑激素以提升睡眠品質。所以希望大家平常的飲食中，就要攝取蛋白質豐富的肉類、魚類，以及富含維生素的蔬菜類等均衡的營養。

話說回來，商業人士如此忙碌，似乎也不能太勉強大家。這裡我想推薦的是——縮時菜單（請參照第一百二十一頁的圖3－2）。

**縮時對早上尤其重要！**例如在已經添加大量蔬菜的味噌湯裡放入肉、魚或蛋等蛋白質，再搭配一碗白飯，營養就夠了。如果不選擇白米，改吃糙米或碾製程度不同的胚芽米（讓糙米更好入口）就更完美！糙米和胚芽米含有豐富的維生素與礦物質，光吃糙米即能攝取到充分的碳水化合物與維生素B6。

現在的炊飯電子鍋功能優異，無論白米或糙米都能輕鬆煮好。如果用的是我個人愛用的炊飯電子鍋（酵素玄米Pro2）來煮發酵糙米，煮好後可持續發酵，放進電子鍋三天什麼都不用做，就有好吃的發酵糙米飯可以吃。

麵包或義大利麵則建議選擇含有小麥胚芽的，能攝取到豐富的維生素B6。

還有我通常事先把「含高湯的味噌」做好貯放備用，就是把味噌跟高湯混合在一起，趁休假日一次多做一點，要吃的時候注入熱水，好吃的味噌湯立刻完成。味噌是珍貴的

## 3－2 推薦的「縮時」早餐菜單

**步驟一**

沒有吃早餐習慣的人可以從吃香蕉開始！

**香蕉**

（一根香蕉就能一次補充色胺酸、維生素B6和碳水化合物這三樣有助於合成血清素的原料！）

**步驟二**

[日式]

加上自己喜歡的配料（納豆、醃梅、魩仔魚等）更完美◎

**米飯※＋**

**芝麻、海苔、柴魚片**—①

[西式]

**麵包※＋**

**奶油或起士**—②

**步驟三**

若能實踐到步驟三，代表你一大早就已經攝取到豐富的營養！

**①＋味噌湯**

（大量蔬菜＋魚或肉營養更加分◎）

週末再加個火腿蛋或水煮蛋更棒◎

**②＋湯品**

### 縮時又提高營養的小祕訣

※ 米飯選擇「糙米」或「胚芽米」，麵包選購含有小麥胚芽或全麥麵包，可同時攝取維生素B6。

※ ①拌在米飯上的海苔推薦選用海苔酥（香鬆）或細切海苔，節省用餐時間。

蛋白質來源，也含有色胺酸。另外，善用海苔、芝麻、乾燥海帶芽等乾貨，或在冰箱裡貯放納豆、醃梅、鹽昆布跟佃煮等小菜；備妥食材不但縮短了烹煮時間，還可享受兼顧美味與營養的早餐。

我個人貫徹執行縮時原則，例如我最喜歡可以直接把海苔灑在飯上的「海苔酥」，因為把一般烤海苔一片一片放到飯上，再用筷子捲起來吃實在太麻煩了。如果附近沒有賣「海苔酥」，也可以改買極細海苔絲、海苔碎片或一般粗度的海苔絲，只要是那種切得細細小小、方便食用的都可以。

**重要的是持之以恆**。尤其是單身的人，很容易覺得一個人還要準備早餐很麻煩。第一步就是將食材買齊，前一晚先準備好，下點工夫便可稍稍降低一大早從零開始做早餐的門檻。

然而，對從來沒有吃早餐習慣的人來說，突然要來個大改革或許有困難，這時候先從吃一根香蕉當早餐開始，也很不錯！**香蕉是唯一一種可以一次同時吸收色胺酸、維生素B6跟碳水化合物的食物**。另外，「早上沒什麼食慾」的人很可能是前一天晚餐吃過量，或是用餐時間太晚，這樣勢必也容易導致睡眠品質下降，建議從晚餐開始改善。

# 6 早餐在「曬得到太陽的地方」吃，最讚！

想很有效率地曬到上午的太陽，早餐的時間非常珍貴。要把「邊吃邊曬日光浴」化為可能，必須重新思考早餐的用餐地點。

找到家中最能照到早晨陽光的地方，把桌子拉到最接近陽光的那扇窗戶旁，如果可以請把窗戶打開，沈浸在和煦的陽光下享用美味的早餐。

陽光灑在身上的「溫暖感」非常重要。若時間允許，**請在感覺曬得「好舒服」的狀況下，花三十分鐘悠閒地享用早餐**。這段時間不但能確實重新校正生理時鐘，還為你的心創造出極大的餘裕。

**在空間選擇上，讓人感覺彷彿在溫室般柔和溫暖的空間最棒**。若陽光太刺眼，也可以稍微拉上蕾絲窗簾。

以前我經常利用廚房的桌子吃早餐，但那裡只能灑進照度約二十勒克斯的陽光，後來我在朝東的窗邊擺了一張小桌子和椅子，之後都在那裡吃早餐。換地方吃早餐後，即使窗戶沒打開，陽光照度也可提高到四百勒克斯，明亮又微微滲汗的溫暖，讓我以絕佳好心情開啟美好的一天（建議使用照度計量測室內照度，三千日圓左右即可購入）。

下個休假日，花點時間在家中挪動一下桌子，找出一個可以享受舒服早晨陽光的地方吧！家裡有陽台的人若能在陽台吃早餐，還能百分百保證血清素的分泌，真是一舉兩得！

# 7 「通勤時間」是讓血清素分泌的絕佳時機

先前我們介紹過曬太陽可以有效促進血清素的分泌，各位每天早上的通勤時間是否有曬到太陽呢？

在此，邀請一位典型的上班族登場驗證一下，我們稱呼他為A先生好了。

A先生居住在距離東京都心約一小時通勤時間、埼玉縣境內的一棟大廈。每天早上六點起床，起床後的例行公事就是先上廁所、再沖個澡，喚醒睡意朦朧的自己。

換好衣服，在廚房的桌邊以麵包、牛奶這類簡單的早餐果腹，接著由太太開車送他到離家最近的車站，從這裡搭JR國鐵再轉乘地下鐵，然後抵達離地鐵站地下出口不遠處的辦公室。

A先生服務於人事部，沒什麼機會外出，午餐則吃太太做的便當，基本上一整天都在辦公室，然後循著和去程相反的路徑下班回家。試問，A先生一天下來曬了多少太陽？

答案幾乎是零，完全沒有曬到太陽。這種狀況下的血清素明顯不足，但由於一整天都在光線充足「燈火通明的環境」下度過，所以完全沒有危機感。

我們都要以A先生的生活習慣作為借鏡，檢視自己的通勤方式。多從通勤時間下手，好讓自己能多曬點上午的太陽。

夏天高溫炎熱的日子除外，基本上**通勤在外走路時，盡量走在曬得到太陽的地方**（請參照第一百二十七頁的圖3－3）；如果馬路兩側都有人行道，雖然過馬路有點麻煩，但還是建議盡量走曬得到太陽的那一邊。

等待紅綠燈時就停留在陽光下吧！電車裡也盡可能站在陽光照得進來的窗邊，每天一點一滴的努力都能為你帶來大大的改變。

曬得到太陽的位置，會隨著季節跟當天雲的移動而改變，我總是邊走邊找最明亮的路徑；事先做好為了曬太陽而繞遠路的準備，提早十到十五分鐘出門。去公司的路徑不止

## 3－3　通勤時間曬太陽的方法

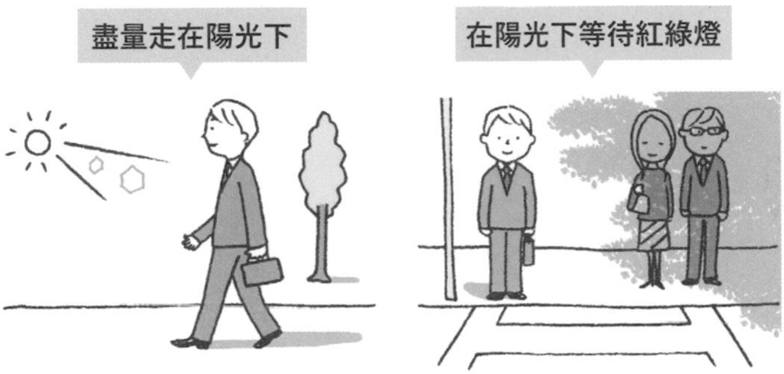
盡量走在陽光下
在陽光下等待紅綠燈

**利用早上通勤時間曬日光浴，**
**有效促進血清素分泌**

⬇

**睡眠品質提升！**

**用身體記住曬太陽帶來的舒適感**

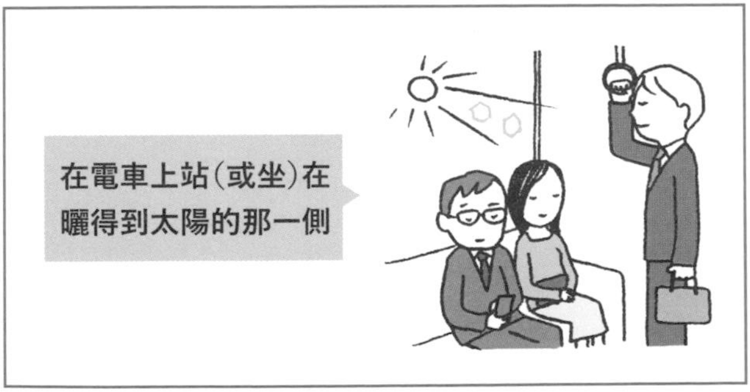
在電車上站（或坐）在
曬得到太陽的那一側

一條，不需要總是走最短距離；切換思維，多開發幾條通勤路線吧！

習慣人工照明的現代人，對太陽所帶來的舒適感感覺比較遲鈍，有些人一開始還會有點焦慮，覺得「曬這麼多太陽真的好嗎？」但是曬太陽真的很舒服，曬著曬著身體也開始懂得「對！就是這樣」，明白陽光的好。

說起曬太陽的「幸福感」，就是陽光灑落在背部、頸部後側或根部，微微感到溫暖的那個瞬間。在外頭走路時，如果碰上這幸福的瞬間，你可以毫不猶豫地假裝坐在護欄上，或是作勢滑一下手機，總之在那裡稍微待一會兒，用眼睛、身體充分吸收太陽所帶來的能量。光是這麼做就會讓人愉悅，心情大好。

上班途中就有愉悅感，不但能促進血清素大量分泌，還能讓當天的工作進行得比較順暢。如果你能讓自己邊曬太陽邊產生「太陽實在太強了」的想法，就及格了！證明你已經完全掌握日光浴的訣竅！

此外，通勤時間內除了曬太陽之外，如果再加上嚼口香糖與練習呼吸法，更有加乘的效果。相關內容在隨後的篇章將有更詳盡的說明。

# 8 「嚼口香糖五分鐘」也有促進血清素分泌的效果

如前所述，血清素必須透過曬太陽、如走路等節奏性運動，才能促進其分泌（血清素分泌的前提是飲食中必須充分攝取色胺酸、維生素B6及碳水化合物。請參照第一百一十八頁）。

另一個有助於提升血清素分泌效率的方法是——**嚼口香糖**。

這個方法在日本知道的人還不多，不過，**嚼口香糖的動作可成為「咀嚼」這種節奏性運動，增加血清素分泌**。建議各位讀者利用通勤時間努力嚼口香糖，如果選擇薄荷系列的清爽口味，還可常保口氣清新。

**反覆咀嚼，透過「咀嚼」的動作增進血清素分泌，可有效抒解壓力及負面情緒，並培**

**養專注力**。美國大聯盟的選手經常坐在板凳上嚼口香糖，正是為了提升比賽的專注度。

此外，根據血清素研究權威腦科學家有田秀穗教授的實驗結果發現，**血清素會在開始嚼口香糖後的五分鐘開始分泌，三十分鐘後血液中的血清素濃度可提升百分之二十**。

依照此數據，需要持續咀嚼二十到三十分鐘，要是嚼到沒味道了，請適時補充新的口香糖繼續嚼。為了拉長嚼口香糖的時間，我通常會把兩三顆口香糖一次放進嘴裡，等到口香糖愈嚼愈小再補充。利用通勤、休息時間嚼口香糖，幫助心情沈澱下來，之後的工作也會比較順利。

不過在日本，嚼口香糖這件事很容易被誤會成沒有規矩，嚼的時候務必要注意禮貌。咀嚼方法也有技巧，用後方牙齒慢慢嚼比較不會發出聲音，還能保持成熟大人知性的面部表情；下顎用力以嘴巴半開的狀態大嚼特嚼，容易帶給旁人不愉快的感受，尤其要特別注意。

血清素到了夜晚，會轉換為召喚睡神的「褪黑激素」。為了一覺到天亮，請把握白天可以製造血清素的時間，多製造一點吧！

# 9 改變「呼吸方式」你也能靠自己製造「血清素」

跟嚼口香糖同樣可輕鬆幫助血清素分泌的還有「**呼吸法**」。自古以來各個領域都積極鑽研、推廣並應用呼吸法這門學問；每個研究固然都有它的道理，但就提升睡眠品質及工作表現的層面而言，我個人最推崇的是「**三呼一吸法**」。

三呼一吸法，是由村木弘昌醫師在繼承日本靜坐大師僧侶藤田靈齋系統化的身心鍛鍊法「調和道」後，整合設計出的一種呼吸法。

一般來說，人體進行的是上下移動橫膈膜的呼吸，但三呼一吸法是**活動腹肌的腹式呼吸**。透過腹式呼吸達到腹肌的「節奏性運動」，以增進血清素的分泌。

「三次吐氣一次吸氣」（從鼻子發出短促的「呼！呼！」兩次吐氣，在第三次「呼～」

地把氣吐到底，再從鼻子大大地吸一口氣）的做法如同字面所描述，反覆進行數次（請參照第一百三十三頁的圖3－4）。

吐氣時讓腹部（丹田）區域稍微向內凹陷，記得別過度施力，重點是保持練習時的「舒適感」。

意念保持如丹田向內凹陷似地「呼！呼！呼～」三次吐氣後，此時胸腔幾乎已沒有氣體殘存；接著，做個反差大的深吸氣，可以讓身體獲取更多氧氣。

橫隔膜隨著每一次呼吸而上下移動，腹腔靜脈中的血液（佔人體血液約百分之七十）強力回流到心臟，活絡血液循環。吸入的氧氣愈多，血流效率也愈好，營養隨著血液被輸送到身體各處，同時帶走二氧化碳等老廢物質。

但如果腹部過度用力，使得微血管過度收縮，反而會阻礙血流通過，請適度收縮腹部即可。重複丹田用力的腹式呼吸法還能得到類似坐禪的效果，內心沉澱下來，也有助於改善自律神經的功能。

3－4　利用通勤時間製造血清素的「三呼一吸法」

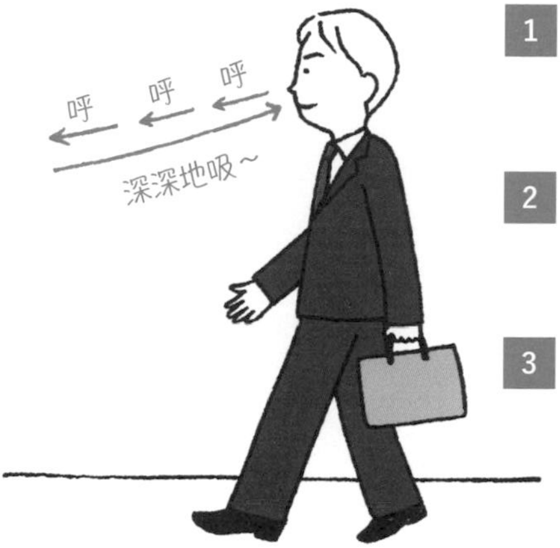


1 「呼！呼！呼～」
從鼻子吐氣三次

2 接著「吸～」
從鼻子深吸氣一次

3 重複 1 2 步驟
（時間：約5～30分鐘）

腹式呼吸（節奏性運動）

＋

走路（節奏性的運動）

＋

曬太陽

⬇

三項活動同時進行，
可獲得提升血清素分泌的三重效果！

現代商業人士的交感神經普遍過度旺盛，血壓飆高、心跳加快，讓人置身於煩躁焦慮的狀態。如果能**多練習剛剛介紹的三呼一吸法，不但有助於調節交感神經與副交感神經間的平衡，還能使精神狀態更加穩定**。

不只能得到更好的睡眠品質，即使商場上碰到棘手的案子，也能做好應戰的心理準備，降低因慌張而發生的失誤。但無論如何，三呼一吸法最棒的地方在於**增進血清素的分泌**。

我通常利用早上通勤時間練習呼吸法，因為呼吸法搭配上走路等節奏性運動，雙管齊下讓血清素更容易被釋放出來。「腹式呼吸的節奏性運動」和「走路的節奏性運動」，再加上「日光浴」，可達到提升血清素分泌效率的三重功效。

不過，三呼一吸與一般自然呼吸不同，長時間進行很容易疲勞，建議做個五到三十分鐘左右就足夠。體力好的人走上一個小時當然也很好，但其實只要五到三十分鐘就可達到預期的效果。

根據有田秀穗教授的說法，血清素會在呼吸練習的五分鐘後開始分泌，一旦感覺到疲累，可以解讀為血清素不再釋放的訊號，此時請結束呼吸法的練習。一開始會比較辛苦，但只要每天持續練習，要做到二十至三十分鐘指日可待。

正如前面所說，我個人十分推薦利用早上通勤時間來練習三呼一吸法，但似乎也有不少人覺得「在熙來攘往的街道上邊走邊練呼吸法，感覺好丟臉喔！」其實，各位真的不必擔心這件事。人行道本來就充斥著汽車行駛等環境音，除非是一大清早，否則都會有一定程度的吵雜；而往來路過的人大多邊走路邊想事情，即使是擦肩而過，也只有那麼一兩秒。

事實上我每天都邊走邊練習呼吸法，從來沒有任何路人對我流露出奇怪的表情或行注目禮，一次也沒有。等紅綠燈時我也繼續練我的呼吸法，一樣沒人關注我。或許因為我想多曬點太陽而刻意站在陽光下，而大部分人都站在陰涼處，所以與他人保有一小段距離。人通常比較會關注自己，對他人的事情其實並不太在意。

妥善運用通勤時間，單憑呼吸法就能讓身體變好、精神穩定，還能一覺到天亮，沒有任何方法比呼吸法更有效率的了。

如果情況允許，也可以用**鼻子哼歌**來替代三呼一吸法，這麼一來，自然而然就能練習腹式呼吸。上班的路上、外出途中或做家事時，找到各種讓自己哼哼唱唱的時間來練習吧！跟三呼一吸法一樣持續進行五分鐘後，血清素便會開始釋放。

COLUMN 3

# 如何辨識血清素開始分泌的訊號

你的血清素分泌量夠嗎？第一百三十八頁的自我評估表所列出的內容，都是血清素缺乏時容易引發的症狀。如果你有兩項以上符合，就請跟著我一起啟動「血清素生活」吧！

如前述，增進血清素的分泌除了積極曬太陽以外，巧妙利用嚼口香糖和練習呼吸法的效果也都很不錯；有助於提升白天的工作表現，並讓你晚上睡個好覺。實驗證實五到三十分鐘後效果就會出現，所以請各位讀者先試試看。

血清素分泌的效果很難以數據化呈現，因此一開始你可能會有些半信半疑。接下來我會分享自己將血清素生活化為習慣的過程，提供各位參考。

## 3－5 血清素缺乏症的自我評估表

- ☐ 早上醒來沒有神清氣爽的感覺
- ☐ 一早就覺得累
- ☐ 很難入睡
- ☐ 半夜睡到一半突然醒來
- ☐ 體溫很低
- ☐ 低血壓
- ☐ 便秘
- ☐ 面無表情
- ☐ 無法久站
- ☐ 咀嚼能力差
- ☐ 身體這裡痛那裡痛（不明原因的疼痛）
- ☐ 老是感覺頭重重的
- ☐ 很容易火大（容易生氣）
- ☐ 容易感到沮喪
- ☐ 注意力無法集中
- ☐ 長時間使用電腦
- ☐ 壓力大
- ☐ 容易疲勞
- ☐ 很少曬太陽（一次30分鐘X一天曬數次）
- ☐ 過著日夜顛倒的生活

出處：血清素道場／東邦大學名譽教授 有田秀穗博士製作

第一步先從習慣陽光開始，雖然以前我總是為了「美白」而躲太陽。先找出房子裡最明亮的地方，把桌椅移過去，開始邊曬太陽邊吃早餐；邊吃早餐邊觀察天空的變化讓人心曠神怡，整個人也放鬆沉澱下來。我還察覺到一個很大的變化，就是陽光特別耀眼的日子，總會帶給我無比幸福的感受。

自從開始在家裡最明亮的地方吃早餐，幾週以後，我漸漸覺得曬太陽真的很舒服，萌生「每天都想曬太陽」的想法。

與吃早餐雙軌並行，我開始在通勤或外出途中，刻意找有太陽的地方走（陽光＋走路節奏性運動等於血清素效果雙倍）。透過早餐及通勤時間體驗太陽所帶來的舒適感，接下來挑戰在早晨通勤時間加上腹式呼吸法（三呼一吸法）（陽光＋走路節奏性運動＋腹式呼吸節奏性運動，得到三倍血清素效果）。

此時會來到停滯期。雖然光是曬到太陽已經讓我覺得很舒服，但我的呼吸原本就短淺，肺活量也差，始終無法習慣三呼一吸法「吐氣要吐很多」，剛開始的幾個禮拜讓我陷入苦戰。老實說，起初痛苦到連一分鐘都撐不下去，即使不喜歡、連五分鐘也做不到，總之我就硬著頭皮持續每天做（有運動經驗或肺活量好的人，應該更容易養成習慣）。

大約一個月左右，我開始覺得沒那麼痛苦了；再持續一週、兩週後，我終於開始享受呼吸法的過程。

就在某一天早上，抵達離家最近的車站時，一位「閃閃動人充滿活力」的女子身影忽然映入眼簾；在好奇心的驅使下，我擦亮眼睛仔細一瞧，鏡子的那個人不正是重生後的自己嗎？

這是我第一次看見自己的臉龐散發如此耀眼的光芒，連本人都感到訝異卻忍不住浮起一抹微笑，這才確信「眼前的自己是真的！」。

我想，**這恐怕是血清素帶來「頭腦清晰」＋「正面積極與幸福感」＋「面部線條健康緊實」＋「姿勢端正」的效果，讓我的外貌產生驚人的變化**。

從這個經驗，我現在幾乎可以大膽假設，看起來「閃亮耀眼的人」的其中一個典型，他們的「血清素的分泌都很充足」。之後，為了隨時對照增進血清素分泌的行動與結果是否相符，每次到車站我都一定會照鏡子。鏡子永遠是最誠實的，不會說謊。

突然對製造血清素上了癮的我，白天就是一個勁兒地找太陽。無論早上通勤或是午休，一抓到時間，就邊散步邊練習三呼一吸法，目標鎖定雙倍血清素效果；或是組合歌曲哼哼唱唱，熱衷於製造血清素。

努力有了成果，白天我精神飽滿，工作表現也蒸蒸日上，夜晚總是能一覺到天亮。每一天，我都在體會本書所描述的血清素效果。

以上述方式實踐增進血清素分泌的新生活三個月後，我的「血清素神經」變得愈來愈敏銳。身體敏銳度變高之後，即使進行同樣活動且強度不變，我也已經順利轉換為容易釋放出血清素的體質。

驗收成果的時候到了！愈努力實踐愈能感受到血清素在釋放，當頭腦清晰、幸福感提升，人有精神又開心時，自然想製造更多血清素，更進一步強化你的血清素神經，開啟你血清素多多的正向循環。

此外，提高白天工作表現帶來的快樂效果約可持續一個小時。因此，你可以列出不同的組合清單，例如在通勤時間「曬太陽＋走路節奏性運動＋腹式呼吸節奏性運動」，或利用午休時間「曬太陽＋嚼口香糖＋走路節奏性運動」等，一起勤奮地製造血清素吧！

起初或許摸不著頭緒，但可別做個幾天就放棄，從看起來好玩、容易上手的事情開始吧！每天持續觀察自己身體與心靈的變化，很快地你就會看到前面提過各種令人開心的訊號，實際感受到逐步上升的血清素分泌能力。

身體健康，面對困境仍保有「雖然發生很多事，但我還是很幸福」的心態，對於自己本來就擁有的能力，想發揮就能自在展現。這些我曾經心嚮往之卻始終難以獲得的能力，只要有意識地製造血清素，都能輕鬆到手。有興趣提升自己人生的朋友們，請務必將製造血清素視為你每一天的優先處理事項！

# 第 4 章

# 「白天這樣過」保持高效一整天

# 1 午餐也是工作的一環，「三種模式」策略性攝取午餐

考量工作效能極大化，必須把「**視午餐為工作的一環**」的觀念放在心上。多數人午餐時間一到，大概什麼也不想就走出辦公室，隨便看中意一家店就進去了。不過，以何種方式度過這段午餐時間，將大大影響你下午的工作表現。

我準備了三種版本的平日午餐。通常我會先評估當天下午的行程，再決定吃哪種版本的午餐。

① 與喜愛的人深化友誼的「催產素型午餐」

② 下午有重要工作安排時的「績效型午餐」

### ③ 給平常賣力工作自己的「犒賞型午餐」

接下來我會逐一說明。

### ① 與喜愛的人深化友誼的「催產素型午餐」

催產素型午餐，指的是與自己喜愛的人度過愉快時光的午餐。一起進餐的無論是同事、上司、下屬、客戶或朋友等對象不拘，但**請限於「自己合得來的人」**。

與喜愛的人共度愉快時光時，人體會分泌名為「催產素」的荷爾蒙。催產素另有「擁抱荷爾蒙」、「愛的荷爾蒙」等別名，已知特別是分娩中或分娩後的母親對寶寶心生憐愛時，會大量釋放催產素。

不過近年來的研究發現，無論是否有孩子，也無關性別、年齡，**人只要對親密的事物感受到愛意**，就會釋放出催產素。而催產素持續分泌，對**掌管壓力的中樞神經有所作用，會幫助減壓**。

此外，當**催產素增加，血清素也會自動增加**。血清素可穩定精神，產生正向積極的情緒，到了傍晚還能轉變為褪黑激素，誘發良好的睡眠品質，這些都與我們前面所說明過的內容相同。

所以，與懷有親密情感的對象共進午餐不只開心，就科學上來說也十分「有意義」。

這時候的午餐內容請避開以下兩類食物：

- **會讓血糖濃度急劇升高的食物**

拉麵、牛丼等以碳水化合物為主的單盤／碗食物，會使血糖濃度急速上升，飯後容易產生倦怠感，讓人昏昏欲睡。即使吃飽後沒有馬上感覺睡意，下午一到兩點，在生理時鐘原本就是什麼都不吃也容易睏的時段，如果再加上碳水化合物的攻擊，說不睏是不可能的。

- **會讓體溫急速上升的食物**

體溫一旦上升，隨後便會自然下降。人通常在體溫開始下降時感受到睡意，之後便直接進入深層睡眠，泡澡會讓人好睡正是來自於體溫調節的機制（請參照第二百〇二頁）。如果發生在晚上很好，但問題是在下午還有重要工作得做的階段，體溫這樣大幅上升↓再下降，絕對不行。**請避開辛辣食物等會讓體溫大幅上升的餐點**。

我平日絕不會碰這種午餐。雖然聚餐也會配合對方的喜好，但如果可以我會選擇日式定食（烤魚等配菜、味噌湯、米飯組成的套餐），或可充分攝取蔬菜和蛋白質的中華料理或法式料理，盡可能剩下一些碳水化合物，吃七分飽就停。

萬一，你不得不與沒那麼合拍的人共進午餐，此時採取的緊急對策是與對方「**保持友善**」，因為催產素是一種只要對人保持友善就會分泌的荷爾蒙。即使共進午餐的對象是自己不太喜歡的人，也千萬不要心生「好討厭」的想法，只要想成自己能在短短的一小時盡可能幫上對方的忙，發揮服務的精神，比較容易釋放催產素。

## ② 下午有重要工作安排時的「績效型午餐」

「績效型午餐」是指當**下午有重要工作，也就是強烈渴望日常業務能明確「取得成果」的工作正在等著你時所吃的午餐**。換句話說，就是吃出勝利滋味的「決勝飯」。這時候可能不少人腦海中浮現的都是豬排飯、牛排這類充滿飽足感的餐點吧！這類食物多以肉類為中心，蛋白質含量豐富固然很好，問題是消化肉類容易為腸胃帶來額外負擔。

最理想的決勝飯，應該是能**消除飢餓感，不至於吃到撐，也不會讓人昏昏欲睡，身體感覺輕盈而且頭腦更清晰的午餐**。

每次有將一決勝負的工作正在等著我時，通常績效型午餐只靠乳清蛋白解決（請參照第一百七十頁）。吃乳清蛋白從準備到事後整理只需要十分鐘，剩餘的午休時間我會先睡個午覺，醒來後則出門邊嚼口香糖邊散步，在陽光下走個五到十分鐘。

乳清蛋白可使頭腦保持清晰，同時趁機補充血清素；另一方面亦有助於轉換心情，緩解緊張，用沈著冷靜的態度面對接下來要決一勝負的重要工作。**想進一步提升工作表現時，「乳清蛋白、午睡、邊嚼口香糖邊散步」可說是不可或缺的三神器**。

吃乳清蛋白打發午餐的那天，傍晚應該很快就會餓。如果還沒感覺到餓，代表處理重要工作時的緊張感還在，也就是說你比自己想像中還要疲勞，需要好好充電。具體來說，我會建議當天早早下班回家，吃個含有豐富蔬菜、魚、豆腐等營養均衡又好消化的晚餐，然後比平常就寢時間更早就上床睡覺。

如果工作還不至於到要一決勝負的程度，但下午仍有一般重要工作時的績效型午餐，我會建議「**一個人外食＋散步**」。催產素型午餐有時需要配合共進午餐對象的口味來選擇餐點，一個人的話就很自由，選什麼都行；餐點內容基本上跟催產素型午餐相同，選擇自己想吃的東西，來激發下午工作的動能吧！

不過，可別因為是愛吃的食物就吃太多。七分飽就停手，才能保持頭腦清晰與身體良好的狀態。

### ③ 給平常賣力工作自己的「犒賞型午餐」

先前說明過的催產素型午餐跟績效型午餐的理論，這時候可以完全忽略。犒賞平常賣力工作的自己時，任何原則都可以放下，愛吃多少就吃多少吧！

不過這種午餐一週以一次為限。畢竟大部分的人都理解下午還有工作，要是吃太多「犒賞型午餐」，依舊會有下午嗜睡及無精打采的風險。

實際上，確實有很多上班族每天都用午餐犒賞自己，導致下午工作表現明顯下降。仔細衡量斟酌，讓你的午餐更有價值吧！

當然，即使一週只有一次，吃了犒賞型午餐後還是很容易昏昏欲睡。這時候如果能搭配先前介紹過的十五到二十分鐘午睡，或散步來提神就萬無一失了。

趕快想一想，從明天開始你的午餐要吃點什麼呢？

如果已經跟人有約，就歸類到①催產素型午餐；下午有工作等著你一決勝負時，別猶豫，直接放手選擇②績效型午餐吧！如果想奢侈一下吃點好料，就選擇③犒賞型午餐，因為是犒賞性質，一週最多以一次為限。

那麼，如果當天沒有特別跟人約，下午也沒什麼特別重大的工作等著你，又還不到需要犒賞自己的程度時，午餐該怎麼辦？即使是普通的日子，我仍希望各位有意識地從三種類型的午餐擇一進行。

換句話說，**無論日子是否特別，還是希望各位能從催產素型、績效型或犒賞型午餐擇一食用**。如此一來，你的午餐時間將不再只是填飽肚子的午飯，而是能創造出價值的「工作的一環」。

倘若能意識到這一點，下次再碰到同事邀約吃飯時，「分泌催產素」的目的就出現了，還能趁機和同事建立更好的關係，共同打造開心的工作氣氛。否則，只是隨意怠惰地度過這段時間，最後便以無聊的牢騷抱怨大會做結束。

另外，即使一個人吃午餐，也可以在心裡盤算好：「下午認真地把重要工作收個尾，今天就來個績效型午餐吧！」或是「今天的午餐來犒賞自己吧！雖然有點貴，但還是去那家義大利餐廳吧！」為自己創造更有意義的午餐時間。

如果可以，**最好能事先規劃一週的午餐行程，記錄在筆記本上系統化管理比較輕鬆**；持續這項習慣，**你也能變身成為一個將午餐時間最大效益化的人**。此外，無論哪一類型的午餐，大原則都是**增加蛋白質的攝取，降低容易提升血糖濃度及誘發睡意的碳水化合物**。

另一方面，我通常會將休假日的午餐當成「放縱日（Cheat Day）」，義大利麵之類的高碳水化合物也可以毫不忌口地放縱吃。主要也是因為，休假日的白天就算吃飽後想睡也沒關係。

# 2 想提升工作效能？睡個「十五到二十分鐘的午睡」吧！

午餐後，肚子吃飽了很容易昏昏欲睡，請將午睡完美融入你的日常生活吧！小睡片刻不但可喚醒頭腦，整個人也比較有精神，能有效提升下午的工作表現。

不過，午睡有個條件，就是**不能「睡過頭」**。如果把午睡像晚上那樣睡到飽，會讓你到很晚還睡不著，或是變得淺眠，影響到夜晚的睡眠品質。具體來說，午睡時段控制在中午十二點到下午三點之間，小睡十五到二十分鐘（五十五歲以上則以三十分鐘為限）。

要是睡超過建議時間就會進入到深層睡眠，醒來後大腦會昏昏沈沈。所以對於還有工作的**平日，最適當的午睡長度是十五分鐘到二十分鐘（五十五歲以上以三十分鐘為限）**。

另一方面，休假日的大腦不像平日那麼靈光也沒關係，假設你先前已經積欠睡眠負債，想利用休假日積極償還的話，可以選在**上午到下午三點之間睡個早一點的一個半小時午覺**。限制在一個半小時以內的午睡，並不會影響夜晚的睡眠品質（但還是必須提醒各位，這是迫不得已情況下的補救措施。理想上，還是希望把目標放在儘早養成平日就睡飽的習慣，那麼即使不午睡也不要緊）。

近來，不少管理階層深知午睡的效果，也陸續看到有企業開始積極推廣午睡。即便如此，大多數上班族對於在工作場所午睡，內心或多或少還是有疙瘩。

但不是要你在工作場所呼呼大睡，午餐後剩下的午休時間，如果能利用休息室或午睡室固然很好，只是趴在桌子上稍微瞇一下也很不錯（有些人一躺到床上午睡就很難爬起來，如果擔心就請坐在椅子上小睡）。當我想提升下午的工作效率時，當天就一定會午睡。一開始或許很難入睡，不過**閉目養神就足夠了**。光是阻斷視覺資訊，便能讓大腦獲得充分的休息。

持續一週只是閉目養神的「擬午睡」後，漸漸就能睡得著了。午睡時間雖短，卻好處多多；首先，頭腦變清晰讓下午工作的進度更快，加上可緩解大腦疲勞，精神好到傍晚以後也不太會打瞌睡。

傍晚以後的瞌睡（當然，還沒到睡覺時間就卯起來睡的也算）會讓夜晚的睡眠品質低落，如同我們在第七十八頁曾說明過的，它會干擾「入睡後的前三個小時」的熟睡品質，身心也無法得到完整的修復。所以，即使在回家的電車上運氣好有座位可坐，也絕對不能睡唷！

順帶一提，在中午十二點到下午三點**最適合午睡的時段，有效率地睡十五到二十分鐘，可將失智症的罹病風險降低至五分之一**。

要睡個短暫卻舒服的午覺，**手帕跟耳塞**是你的良伴。手帕可代替眼罩蓋住眼睛，不只具備遮蔽燈光的效果，還能讓人感覺平靜。市面上有各式各樣的耳塞款式（請參照第一百五十六頁的圖4－1）。短短的午覺就用百元商店也買得到的①螺旋型或②泡綿（海綿）型就很適合。效果普通，而且遮音效果太好也擔心會不小心睡得太沉。

①螺旋耳塞傳進耳朵的音量適中，很適合在工作中使用。例如想專心製作文件，又很在意周遭的聲音時，用耳塞能創造出「干擾的聲音變小，卻不至於聽不見重要的事」的

## 4－1　實用的午睡小物（耳塞）

遮音性：小 → 大

| 形狀 | 類型 | 特徵 |
|---|---|---|
| 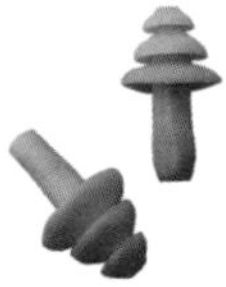 | ①螺旋型 | 進入耳朵的音量適中。<br>不僅能用在午睡，也適用於<br>想集中精神工作時。 |
| 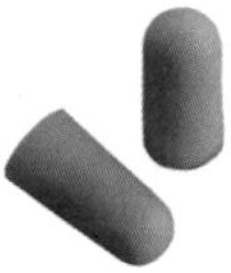 | ②泡綿型<br>（海綿） | 較①遮音性高，<br>不易聽到周遭聲響。 |
| 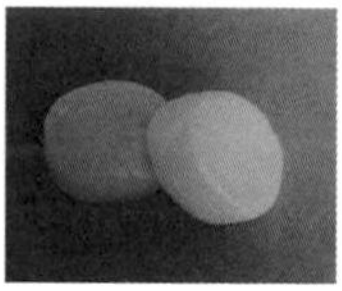 | ③矽膠型<br>（黏土） | 遮音性高，<br>建議想安心睡個好覺時使用。<br>可貼合耳道自由塑型。 |

理想工作環境。

想專心睡覺時，我會推薦使用③矽膠（黏土）耳塞。矽膠耳塞不但可貼合自己的耳道自動塑型，外加遮音效果絕佳，可讓人安心睡個好覺。

# 3 多花點心思
# 「純散步」也能製造血清素

對於無論如何都無法在工作場所午睡的人，我會建議「散步」。

近年來，研究已證實走路可有效活化血清素神經，若是利用午休時間散步，不但能**讓頭腦清晰，下午的工作進行得更順手，還能有效改善當天晚上的睡眠品質**。

而且，動一動身體還能促進血液循環，就這層意義來說也算是**喚醒大腦，提振下午工作的專注度**。

相傳歌德（Johann Wolfgang von Goethe）等偉大哲學家經常會「邊走邊思考」，透過走路以活化血清素神經，讓掌管直覺的前額葉皮質（前額葉的一部分）運作得更好，產生更多靈感。此外，樂聖貝多芬（Ludwig van Beethoven）也以每天散步而聞名。

有田秀穗的著作《靈感乍現！一個人散步會議（暫譯）》（KIKOSHOBO 出版）一書中曾介紹，貝多芬身為一名音樂家，卻在四十歲時完全喪失聽力，據傳之所以能跨越失聰的絕望，創作不綴直至五十六歲生命終結為止，是因為這段期間，無論天氣好壞貝多芬都會出門散步，世人發現許多他在散步時靈感迸發所寫下的樂曲手稿。

在維也納北方近郊名為海利肯施塔特（Heiligenstädt）的小鎮，有條「貝多芬散步道（Beethovengang）」，意指貝多芬的散步小徑」，對聽力每況愈下，飽受耳疾折磨心神耗弱的貝多芬而言，這裡豐富的自然環境，想必曾帶給他莫大的寬慰。從貝多芬的故事中我們發現，血清素的分泌不僅有益於產生靈感，還能緩和抑鬱的情緒，創造積極正向且開朗的心情。從這個層面來看，可以想見貝多芬或許從散步獲得不少心靈的救贖。

如果你發現自己耗費大把時間製作文件，或是同事找你商量時自己的回應乏善可陳，證明你的大腦正陷入困境。當大腦的運作效能愈來愈低落時，千萬別再硬著頭皮繼續工作，散個步讓大腦重新開機吧！

在你的辦公室附近有沒有好的散步路線呢？開拓新路線的同時，順便在午餐後站起身來走一走吧！

理想的散步約五到三十分鐘左右，盡量走在陽光下。要是實在無法外出，就在公司內部走一走吧！假裝要去洗手間，上下樓梯活動一下也不錯。

總之，**想要在散步過程中製造血清素，先決條件是要專心走路**。歷史上的偉人在散步時不像現今，人來人往車水馬龍，妨礙專注力的刺激也相對較少，光是走路便足以活化血清素神經。我們這些現代人一踏出家門，人、車、各式招牌等五光十色的刺激立刻衝進大腦，因此必須在散步的同時，加上呼吸法、哼歌、嚼口香糖等才能保持專心。

走著走著，你的血清素神經也會跟歷史偉人一樣活化，靈感也可能油然而生。瞬間迸發又瞬間遺忘正是靈感的特性，要是在辦公室裡走，別忘了隨身攜帶紙筆，妥善運用手機的記錄功能也不錯。

順帶一提，如果下午的行程有重要商務談判，我會「午睡」；需要做重要文件時，我會「散步」；如果不問內容只想追求當天最佳工作表現時，我會把時間分配好，讓自己有空「午睡」及「散步」。

# 4 以「微冥想」緩解不安與緊張

下午有重要工作時，倘若有個類似「儀式」的行為，可以讓心情沈澱下來並提高工作表現，將會非常實用。

美國蘋果電腦創辦人史蒂夫・賈伯斯（Steve Jobs）以熱衷禪修而聞名。有田教授曾在書中談到賈伯斯的故事讓我非常感動：他自小被送養，對於親生父母不詳這件事，內心有諸多糾葛；為了跨越心中難解的糾葛牽絆，賈伯斯嘗試並求助過各種療法，最後他本人最認同且終身實踐的，正是靜坐冥想。

靜坐時以丹田用力的腹式呼吸，等同於進行腹肌的節奏性運動，受到節奏性運動的刺激，大腦中的血清素神經因此活化，增進血清素的分泌；或許賈伯斯正是因此而化解內在衝突（負面思考）也說不定。

此外，據說頂尖運動員鈴木一朗會在比賽前於更衣室做二十到三十分鐘的冥想，藉此增進血清素分泌，調整好心情，並成功在內心創造出積極正面的良好意念。

全球一流人士的經驗非常值得上班族仿效。即使不能在辦公室裡盤腿靜坐，可以直接坐在椅子上閉起雙眼，重複我們在第三章分享過的「三呼一吸法」，這種「微冥想」就簡單多了。

尤其是出席重要商務談判、簡報或製作重要文件時，花五分鐘都好，請務必嘗試看看，應該會感受到焦慮緊張的情緒慢慢緩和，專注度更好才是。

避免自己被負面情緒牽著走，對於提升工作表現與良好的睡眠品質也很重要。當我認真鑽研睡眠，下定決心靠自己的力量整合身心後，便盡量避免萌生「憤怒」、「憎恨」及「嫉妒」等負面情緒；同時，我也決定盡可能不將內心的「不平不滿」或「惡言」說出口。負面情緒一旦表現在臉上，不但會降低好不容易製造的幸福荷爾蒙血清素，還會讓壓力荷爾蒙皮質醇不減反增，對自己的打擊更大。

再者，要從極度高漲的情緒恢復到平常心非常耗時，我不想把自己原本就所剩不多的寶貴時間浪費在這種事情上。

但我畢竟是個凡人，偶爾還是會忍不住噴發負面言語；所以沒時間時，我就做三呼一吸的微冥想，有空時我會去戶外散步，盡可能以最快的速度轉換心情。

# 5 想喝咖啡？請限時在「下午兩點」前喝完

含咖啡因的飲料對於趕走白天的瞌睡蟲具有一定的效果，但如果攝取方式有誤，卻會讓睡眠品質大打折扣。

過去的我，根本和咖啡中毒沒兩樣，每天都得喝上五、六杯。一大早就開始一直喝，到了下午，背部就是一整個沈重，疲憊一股腦地衝上來，卻不知為何就算想停也無法停手。恐怕只有喝下咖啡的那一瞬間，感覺自己「好像提神了」，簡直就像是藥物中毒。

這種狀態持續了好幾年，我決定挑戰「戒咖啡」，當作自己認真改善體質的其中一項行動。經過一番努力終於擺脫了咖啡中毒狀態，現在偶爾還是會想喝，但一個月頂多就幾次。再加上雙管齊下採取各種增進血清素分泌的行動，我發現身體不再沈重，也不像過去那麼容易疲累，煩躁程度降低，精神上也安穩許多。

不侷限於咖啡，任何咖啡因含量高的飲料都不應盲目禁止，而是巧妙利用它的提神效果。具體來說，**除了早上醒來的一杯以外，因為生理時鐘的關係，下午一點到兩點無論如何都很容易昏昏欲睡，建議在此時補充一杯咖啡**（請參照第一百六十六頁的圖4－2）。

另外，**傍晚以後請避免喝咖啡**。咖啡因效果據說可持續五到七小時，儘管咖啡因的耐受性因人而異，有些人甚至會持續長達十小時。**讓你「很難入睡」「睡到半夜醒來」或「很淺眠」的犯人，其實是你自己「愛喝的飲料天天喝」，自作自受來的**。

如果從就寢時間往回推，飲用咖啡因飲料的時間點以下午兩點為限。

自從我戒咖啡以後，大概在晚上九點、十點左右很早就開始感覺有睡意，也發現自己睡得很熟，更容易消除疲勞。

我在想以前自己到很晚都還睡不著，肯定是狂飲咖啡、攝取過多咖啡因的關係。現在我都大方跟周遭的朋友宣布：「我晚上九點就睏了，有時十點已經睡著了！」光明正大早睡。

## 4－2　高咖啡因含量飲料

| | |
|---|---|
| 玉露（綠茶） | 160mg |
| 能量飲料 | 50～70mg |
| 咖啡 | 60mg |
| 紅茶 | 30mg |
| 煎茶 | 20mg |
| 焙茶 | 20mg |
| 烏龍茶 | 20mg |
| 可樂類 | 10mg |
| 可可 | 8mg |

攝取咖啡因時……

**早上醒來的一杯**

**＋**

**建議下午1～2點**
**再來一杯！**

**咖啡因會讓你難睡，**
**建議下午兩點以後避免攝取◎**

※飲料每100ml咖啡因含量

出處：文部科學省「日本食品標準成分表2015年版（第七次修訂）」

但話說回來，就算晚上九點多、十點就想睡，有些人卻因為工作的關係無法早早就寢，還有人必須每天猛灌能量飲料才能與睡魔搏鬥。

過去擔任雜誌編輯的十年裡，我幾乎每個月都在喝能量飲料。當編輯一個月熬夜一兩次很正常，只能睡兩三個小時、幾乎通宵工作的日子也不少，因此「如何趕跑睡意保持清醒」成為當時最重要的事。每天和同事熱烈討論交換訊息時，都在灌能量飲料。

不過，在執筆本書時，我順勢調查了超商所販售能量飲料的成分，證實這些飲料讓人「眼睛一亮」的祕密都來自咖啡因。小小一瓶含有相當於一杯咖啡容量的咖啡因，加上能量飲料通常含有大量糖分及添加物，結論還是避免經常飲用比較好。過去居然可以一個月喝下那麼多瓶，現在回想起來連自己都會怕。

那麼，睡意怎麼樣都揮之不去時該怎麼辦？我通常會拿出「薄荷油」（我個人喜愛北海道北見薄荷通商的薄荷油），只要用手指沾少許薄荷油擦在顴骨附近，它比萬金油更「沁涼有勁」，擦上自然會讓你「眼睛一亮」。事先準備好放在公司辦公桌或家中抽屜裡，應付緊急狀況時超方便。

# 6 嘴饞想吃零嘴？就吃「乳清蛋白」吧！

下午工作一段時間後肚子有點餓，順手就把手伸向零食的人應該不少吧！過去的我也是如此。

但是大部分的零食或餅乾都是碳水化合物加糖組成的，這些東西吃下肚容易造成血糖濃度上升，使人昏昏欲睡，也往往導致接近傍晚時的工作表現直線下降。

大眾至今仍保有「頭腦勞動必須攝取糖分」的觀念，邊工作邊吃甜食的大有人在，然而這套理論可說是完全錯誤。跟過去下田工作的體力活不同，頭腦勞動絲毫沒有糖分不足的問題，反而是因血糖濃度上升所導致的負面效果要大得多。換言之，**零食中含的糖分是不OK的**。

「想要吃零食」的念頭乃習慣所致，實際上沒必要，只是嘴饞想吃東西。身為一個以發揮最佳工作表現為目標的專業人士，別再把手伸向零食了！真的很餓，**請喝乳清蛋白吧！**市售乳清蛋白有各種口味，可以依照心情更換口味，怎麼喝都不會膩（我推薦「SAVAS 乳清蛋白一百香濃巧克力口味」與「beLEGEND 乳清蛋白 初戀草莓風味」）。**乳清蛋白的好處在於能讓人產生一定程度的飽足感，卻不會因此而嗜睡**。

如果收到別人送的零食又該怎麼辦才好？例如同事特地分給你出差的伴手禮時，會想接受他人的心意也是很自然的嘛！

這時候就開心品嚐吧！但嚴禁「邊打電腦、邊隨意打開零食來吃」的行為，請把它當作認真工作後給自己的「犒賞儀式」，搭配適合零食的飲料細細品味吧！提升「犒賞感」可順勢消除壓力，進而防止「暴食」。即使「將錯就錯」吃了零食，也千萬別選擇含糖量滿滿的飲料，要是搭配果汁或含糖罐裝咖啡，會讓身體遭受糖分的雙重打擊，大大影響之後的工作效能。

# 7 用「乳清蛋白」輕鬆補充蛋白質

上一節我們提到肚子餓時建議吃乳清蛋白，如果就輕鬆攝取蛋白質這點來看，吃乳清蛋白真的非常方便。

日本厚生勞動省建議，十八至六十四歲成年人每日蛋白質的建議攝取量（二〇二〇年版），男性為六十五公克、女性為五十公克。但是，營養專家卻鼓勵民眾「積極攝取」，這是因為人體的肌肉、內臟、血管、毛髮到皮膚，皆由蛋白質組成。

其中，我對精神科醫師藤川德美博士所提倡的「高蛋白低醣營養療法」尤其認同，後來便開始有意識地攝取蛋白質，飲食調整後，的確感受到身體的狀況大幅改善。

更令人訝異的是，自從開始攝取高蛋白飲食後，曾經熱愛的甜食現在就算不吃也無所謂了。聽說身體如果沒有吃到足夠的營養就會渴求糖分，果然是真的！

話說回來，要從飲食中攝取足夠的蛋白質絕非易事。要特別留意的是，**生鮮肉類或魚類淨重的六十五公克，並不等同於含有六十五公克的蛋白質**。要吃足六十五公克蛋白質的肉類，你至少得吃到四百五十公克重才行。對平常以拉麵或丼飯等碳水化合物為主要營養來源的人來說，每天要吃到四百五十公克的肉量實在很困難。

這就是為什麼需要補充乳清蛋白的原因。如同前面所說，我喜歡在「績效型午餐」或下午肚子餓時喝乳清蛋白。

順帶一提，蛋白質大致分成三大類，有牛奶裡所含的乳清蛋白、酪蛋白，以及大豆裡的大豆蛋白。其中，乳清蛋白的特性是熱量低、營養濃縮，外加吸收快。

個人最推薦的喝法就是把乳清蛋白加入牛奶、杏仁奶（筑波乳業出品的「濃郁杏仁奶醇厚原味」添加物極少非常推薦）及無糖優格（小岩井「白分百純生乳優格」很容易稀釋也很推薦）混合攪拌。如果你正在節食，建議只兑水稀釋，可以按照自己的狀況來調整。

多準備幾種不同口味的乳清蛋白和搖搖杯放在公司吧！只要準備好清洗搖搖杯專用的海綿跟抹布，事後清潔一點都不麻煩，輕輕鬆鬆就能養成吃乳清蛋白的習慣。

此外，造成我們日常生病的原因，通常是一般感冒或流行性感冒；事實上，人體免疫細胞中的自然殺手細胞及巨噬細胞也都是由蛋白質組成。值得一提的是，缺乏蛋白質會降低免疫功能，因此**「攝取足夠的蛋白質」對每個人來說都是必修的課題**。

# 8 靠日光浴及營養補充品，補足可增強免疫力的「維生素D」

在日本，維生素D討論的重點大多集中在強化骨骼上，然而美國、德國則把維生素D當作增強全身免疫力非常重要的營養素。

**維生素D在免疫系統中扮演強大的調節功能，可有效增強免疫力**。陽光中的紫外線「UVＩB（中波紫外線）」照射到皮膚時，身體會自動合成維生素D。大眾普遍對UVＩB持負面印象，只強調它會導致斑點、皺紋等皮膚老化的問題，或者視為皮膚癌的病因，但事實上UVＩB還具備製造維生素D這個了不起的功能。

為了讓皮膚製造出維持人體健康必要的維生素D，建議在盛夏晴朗天氣的上午十點到下午兩點之間，**每天一定要曬十五分鐘左右的太陽**（陽光強烈時請特別小心，避免中暑）；

這是一年之中日照最強的季節跟時段，夏天以外的季節則必須每天曬三十分鐘（冬天的札幌建議曬一個小時）。此外，UV-B無法穿透玻璃，隔著車子或建築物的窗戶曬太陽無法合成維生素D。

基於上述理由，我衷心建議各位盡可能每天走向戶外，多在陽光下走路。

無論是遠古時代以狩獵採集為生的老祖先，或是進入農耕社會離現代比較近一點的先人，他們都是白天在戶外活動，充分曝曬在陽光底下。然而，現代人的生活型態以室內文書處理工作為主，再加上討厭曬黑，**所以普遍嚴重缺乏維生素D**。

平常我只會在臉和頸部擦防曬乳，若是最難曬到太陽的冬天，甚至連頸部也不擦，白天還會刻意不圍圍巾也不戴手套，盡量露出皮膚好直接曬到陽光。

盛夏時節，偶爾會看到為了怕曬黑而在四肢穿上袖套、腿套，外加帽子和太陽眼鏡全副武裝的女生，我常忍不住多管閒事，擔心她們是否因為缺乏維生素D導致骨骼不夠強壯，或是免疫力會不會下降。

根據某項研究指出，因宗教理由佩戴頭巾或用布把皮膚完全覆蓋住的兩千零三十二名中東婦女，其中有六成的維生素D濃度少於十二奈克／毫升（ng／㎖），這樣已符合日本對「維生素D缺乏症」的定義，恐有提高骨質疏鬆、骨折、骨質軟化症、佝僂病、蛀牙等罹病的風險，還可能導致肌肉無力。

雖然無從確認這些中東婦女的飲食與生活習慣為何，僅以「陽光沒有直射皮膚」亦難以斷定是否為罹患「維生素D缺乏症」的原因；但從這份數據看來，我認為白天把皮膚露出來曬曬太陽仍有其必要性。

此外，為了製造維生素D，**建議積極食用鮭魚、鯖魚、鮪魚等油脂多的魚類及蕈菇類**。厚生勞動省建議成年人每日應攝取八．五毫克（μg），相當於三百四十國際單位（IU）的維生素D；然而，這是假定成年人每天都有接受一定程度陽光曝曬下的建議值，因此我認為只攝取到建議值或許還不夠。

為求足量攝取，我也服用營養補充品。根據厚生勞動省「整合醫療相關資訊傳遞等推進事業」整合醫療資訊網站上的資訊指出，維生素D的容忍攝取上限為一日四千國際單位（IU）／一百毫克（μg）。在公司特約顧問醫師的建議下，我每天服用兩顆 Now Foods 的維生素D－3兩千國際單位（IU）／五十毫克（μg）。

結果，出乎意料地我不再感冒了。我原本是個很容易感冒的人，平均二到三個月一定會感冒一次；但自從開始服用營養補充品補足維生素D的生活後，剛開始還是會感冒，但是三個月過後至今，我已經超過三年沒感冒了。

除了感冒會影響睡眠品質之外，身體不舒服也會，睡眠品質下降自然無法獲得充分的休息，使原本狀況已經不佳的身體更難修復，於是陷入惡性循環。工作表現當然會直線下滑。

科學家針對缺乏維生素D與疾病進行諸多研究，發現維生素D除了可強健骨骼、提升免疫力之外，還可能有各種令人期待的功效，例如對於呼吸系統疾病、自體免疫性疾病、癌症、糖尿病、失智症及憂鬱症等疾病的預防功能。

現代人毫無自覺的生活模式絕對會造成維生素D缺乏，請認清這個事實，並評估各種補充維生素D的方法吧！

# 9「一小時一次小休息」疲勞遠離你！

現代上班族經常抱怨「疲累」，但同時也有愈來愈多人抱怨自己的睡眠障礙。不過，如果是透過活動身體讓人感到疲累，照理來說應該要更好睡；而大多數的狀況都是**因為「不動」，所以更累**。

尤其電腦文書工作都是一直坐在位子上，累積了「不動而產生的疲累」。

原本理想的坐姿應該是骨盆、上半身跟頭部全部朝上的狀態，想像一下靜坐時的姿勢或許比較容易理解。

然而坐在電腦前，肩膀總是不自覺地聳肩，再加上身體前傾造成駝背，臉部也跟著往前突出；特別是筆記型電腦的螢幕位置較低，使用時頭部必須更往下看，對身體的負擔非常大。臉往前傾的時間愈長，愈容易形成簡訊頸（Text Neck），姿勢差同時還會導致骨盆後傾。

身體如果長時間處於這種不自然的狀態，很容易習慣這種不良姿勢，血液循環也跟著變差；血液循環變差會累積老舊廢物，也無法將充足的氧氣送達全身，大腦機能運作與身體狀況也隨之惡化。這是以辦公室工作為主的上班族，疲勞的最大原因。

如果是這種疲勞，即使躺在床上身體也是僵硬的，頸部、肩膀、手臂感到莫名沉重，因此產生難以入睡的狀況。

為了避免這樣的狀況發生，希望各位至少**一小時有一次小休息，動一動身體**。即使沒有認真做運動也不要緊，重點是要**讓身體與工作中的姿勢做反向伸展**。

- **頸部往前突出↓頸部朝後及橫向伸展。**
- **駝背或圓肩↓擴胸伸展。**
- **全身縮起來↓全身朝天空做個大大的延伸。**

## 4－3　理想的工作坐姿

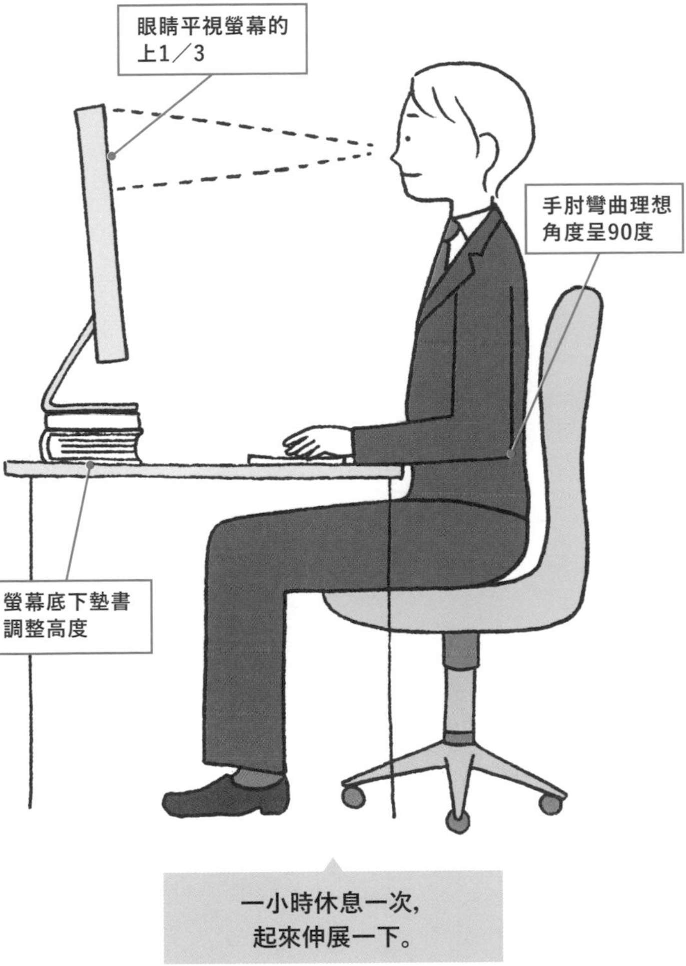
眼睛平視螢幕的
上1／3
手肘彎曲理想
角度呈90度
螢幕底下墊書
調整高度
一小時休息一次，
起來伸展一下。

出處：福島一隆、友廣隆行《每天伸展1分鐘（暫譯）》（總合法令出版）

重點是**必須在身體感覺到僵硬「之前」，就「頻繁地」伸展**。比起「三小時一次，每次伸展十五分鐘」，「一小時一次，每次伸展一分鐘」肯定比較好。**還有，為了不要讓自己一直坐著，經常站起來也很重要**。一旦專注於工作，一小時很快就過去了，可以用手機計時器提醒自己定時起身動一動。

另外，打電腦時請把椅子高度調高，讓手肘角度可呈現九十度（請參照第一百七十九頁的圖4－3）。如果螢幕位置太低，頸部難免容易往前傾，建議放置在比桌子再稍微高一點的位置。

即使是一體成型的筆記型電腦，也建議另外添購外接鍵盤，在電腦下方疊書墊高螢幕畫面。

# 10 播放「自然音」有助於消除疲勞

當我們發現自己「累了」，身心耗損的程度可能早已遠超過你的想像，事實上要從此時的疲勞中恢復相當困難。

因此，我通常選擇在還沒感覺疲勞之前，例如下午三、四點左右，先利用前面介紹的散步或呼吸法釋放血清素。這樣一來不但可重振活力，還能幫忙保持好體力跟精神直到晚上。

這裡我們稍微複習一下第一百四十五頁介紹過的荷爾蒙「催產素」，催產素的增加有助於提高血清素的濃度。

催產素是當我們對某個對象產生好感時，進而促使其分泌的「愛的荷爾蒙」。如果能**利**

**用休息時間，跟合得來的同事們聊些與工作無關的「垃圾話」，對消除疲勞具有非常棒的效果！**催產素的分泌不但有助於解壓，還能夠刺激活化血清素神經，讓人變得開朗而且正面積極。

不過，**要注意感覺好心情的時間必須超過五分鐘，否則來不及分泌催產素**。所以，不是只閒聊一兩句，如果沒有可持續聊天五分鐘環境的朋友，請積極利用午休時間。

此外，只要有「舒服」的感受，就會分泌催產素，所以也**很推薦大家利用休息時間聽自己喜歡的音樂**。沉醉在旋律裡五分鐘一下子就過去了，催產素會在聽音樂的過程中分泌，血清素濃度同步升高也有助於恢復活力。雖然不限音樂類型，但與其聽讓人血脈噴張的搖滾樂，最好還是聆聽能抒壓放鬆、平靜心情的輕柔音樂。

日本聲音療癒協會理事長喜田圭一表示，協會曾進行過一項讓植物聽各類型音樂的實驗，結果發現聆聽自然音的植物活得最久也長得最好，其次為古典音樂，造成植物最快凋萎的則是搖滾樂。由此可見「自然音」的力量有多麼強大。

聲音療癒協會與筑波大學數個研究團隊共同研究發表的論文中，有篇以〈聆聽自然音對催產素、皮質醇濃度及心率變異的影響〉為主題的論文。

論文中提及，研究小組把以**日本屋久島與夏威夷考艾島的潺潺流水聲及瀑布聲所組成的療癒自然音，播放給實驗對象聽，發現十分鐘後受測者的催產素及血清素濃度增加，相反地，壓力荷爾蒙皮質醇的濃度則降低**。

這項實驗有個有趣的發現，就是即使受測者戴上耳塞，外加降噪耳機，在聽不見的狀態下持續播放自然音，竟然還是發現其血液中的催產素濃度上升。

我想，即使耳朵聽不到，說不定皮膚能「感覺得到」自然音。皮膚科學研究的先驅傳田光揚博士曾提出「皮膚是人體的第三大腦」的論述。

我曾親身造訪聲音療癒協會，不可思議的是協會大門打開的瞬間，我發現自己「全身細胞都感到愉悅」，有種身心愉快、全身力量釋放的放鬆感。

我從未見過有哪株植物比協會栽種的植物葉片更加厚實、有光澤，充滿生機與活力；植物鬱鬱蒼蒼的祕密，全來自於二十四小時持續不斷播放的自然音。自然音的效果深深打動了我，現在我也實驗性地在辦公室播放自然音，的確發現心比較能靜下來，也不那麼容易疲勞了。

人類身心的機制正是如此神奇又敏銳，等到意識到自己「累了」再處理，恐怕為時已晚。幸好，本書的讀者深具智慧，懂得借助血清素及催產素的神奇力量。

為了保持高水準的工作表現直到晚上，我們平常就要有意識地增進血清素及催產素分泌，以對抗疲勞。

COLUMN 4

# 利用「數位排毒」睡個舒服的好覺

本書第一百一十五頁曾經提到「別將智慧型手機帶進臥房」的原則。太陽西下後的藍光會降低幫助熟睡的褪黑激素分泌，產生「很難入睡」或「總覺得睡不太好」等睡眠的負面影響。更何況睡前躺在床上滑手機的行為，不但會使褪黑激素減少，還會讓大腦興奮，雙重作用導致睡眠品質下滑。所以天黑之後，請盡量避免使用手機或電腦等數位設備。

無論我再怎麼奉勸大家，整天滑手機除了傷視力之外，還會帶來肩膀僵硬、煩悶等各種身心不適，無奈的是街道上「沈迷於手機」的人們依舊到處都是。

不只手機，現代人的大腦可以說是被電腦、遊戲機等各項數位設備所控制。**除非人們願意從數位設備手上奪回主導權，否則永遠不可能獲得一夜好眠與充足的睡眠**。

要不要乾脆來個「數位排毒」呢？例如我們可以試試看以下的練習：

**①不立即回覆電子郵件，回復次數限定最多一天三次**

立即回覆看似自己早一步採取行動，實際上不過是順了寄信者心中的優先順序。回信速度愈快，對方的回覆也愈快回來，到最後只是陷入被回信追著跑的窘境罷了。

如果這件事真的分秒必爭就應該打電話，在選擇以電子郵件溝通的當下，已清楚顯示這件事並沒有那麼急迫；若信上未載明回信期限，更沒有急著回信的必要。

加拿大英屬哥倫比亞大學於二〇一四年的一項研究發現，每天被限制只能檢查電子郵件三次的人，比不限次數檢查電子郵件者的壓力明顯小得多。

此外，回信件數與往常相同，但所需時間減少了百分之二十。換句話說，**限制回信次數的效率明顯更好**。

## ② 刪除社交型應用程式

過去的我各種成癮症纏身，曾有一段時期沈迷於社群網站到中毒的程度。現在因為工作所需，還是會在社群網站上發布訊息，但是我已經不再從來回「按讚」中找尋意義了。省下來的時間拿來跟真正想見、喜歡的人約時間直接碰面，這讓我的心情無比平靜，也更常感受到喜悅與充實。儘管目前見面的人數還不算多，但我期待自己往後能在真實生活中與更多人建立連結。

另外，我也大量刪除新聞等資訊型應用程式。因為我意識到，如果自己單方面地被外在訊息所淹沒，腦中充滿焦慮及對人生的不滿時，便無法判斷究竟什麼對我才是最重要的。這樣下去我會變成一個虛無飄渺的「批評家」，不再是人生的主角，感覺會失去面對自己重要人生的餘裕。

此外，腦袋裡總是裝滿各種瑣碎的事，出現「這件事不快點決定不行（明明就不是什麼重要的事）」的想法也增加了，不自覺地累積緊張感而形成壓力。

## ③ 切斷Wi-Fi

實際切斷網路後你會發現，一點問題也沒有！現在無論公共空間或自家都有很好的Wi-Fi網路環境，正因為網路暢通、自然而然就連上線，但連上線也不代表在做什麼重要的事。實際上切斷Wi-Fi後會發現，不做那些「無關緊要的事」，讓你多出許多自己能掌控的時間。

「不行！沒有二十四小時連網就糟了！」

你心裡可能有這樣的聲音迴盪耳邊，但相信我，不會有什麼「不妙！」的事。受到這個想法制約，反而減少睡眠時間跟犧牲品質，對於經常被要求工作效率的專業人士來說，才是真的不妙！

**有需要時，在需要的時間連線上網即可。**

# 第5章

# 「夜晚」過得好，今日的疲勞今天消

# 1 夜晚照明不調暗，白天做的一切努力都白費了

正如我們在書中再三強調的，白天分泌的血清素在傍晚以後，會轉換成睡眠荷爾蒙——褪黑激素。不過，入夜後的照明亮度可能會讓褪黑激素的效果大打折扣。

一般日本家庭照明的照度約在兩百到五百勒克斯之間，有研究報告顯示，當視網膜接收到光線照度超過五百勒克斯時，便會抑制褪黑激素的分泌。

事實上另有數據指出，即使視網膜僅接收到照度兩百到三百勒克斯的光線，依舊會降低褪黑激素的分泌。這項結果足以證實，**在一般家庭的照明條件下，夜晚只是待在家裡，褪黑激素也會自然減少。所以入夜後，寢室、客廳、廚房、廁所，甚至連浴室的照明都無需過度明亮。**

此外，不僅僅是亮度，**燈光的「顏色」也會對睡眠品質產生影響**。市售的電燈泡或螢光燈主要可分為「晝光色（顏色最白）」、「自然色（中間）」及「燈泡色（暖黃光）」三種顏色。

白天工作時，我偏好選用能把東西看清楚的「晝光色」，實際上辦公室等工作環境大多選用晝光色的LED燈或螢光燈；但是夜晚在家放鬆休息的時間，則推薦帶溫暖黃光的「燈泡色」。

不過得注意照度，四十勒克斯的晝光色優於一百勒克斯的燈泡色；入夜後的大原則就是把燈光「調暗」，接下來才考慮顏色或亮度等參考條件。理想的夜間照明就要像飯店的酒吧般，**利用暖黃色系光源營造出放鬆舒適的氛圍**。

歐美人的居家照明設計深具參考價值。歐美人的瞳孔顏色比日本人淺，對光線十分敏感，因此他們對居家照明的設定較為昏暗；習慣明亮燈光的我們剛開始會相當困惑，其實那樣的照明亮度對日本人來說已經足夠了。

早上再怎麼明亮都行。像是盥洗室必須保持一定的亮度，才能安全地刮鬍子或化個漂亮的妝。

但入夜後可不能再這麼亮。如果泡澡前先在燈火通明的盥洗室褪下衣物，洗完澡又待在同一處吹乾頭髮，你將面臨褪黑激素嚴重減少的風險。建議各位花點心思，讓同一個空間也能調整成白天和夜晚不同的亮度。

- **倘若原本有兩處照明，入夜後調整為一處。**
- **如果本來就覺得光線太亮，可更換為瓦數較小的燈泡。**
- **夜晚多採用間接照明。**

現在ＬＥＤ燈泡的使用相當普及，市面上有不少可隨手一鍵便調整亮度、色溫的燈具，家裡若能安裝這種燈具，便能輕鬆在早上營造出白色明亮的空間，入夜後再轉換為昏暗的暖黃色空間。

原本我家用的是亮度等同六十瓦（五十四瓦耗電量）燈泡色的ＬＥＤ燈泡，直到幾年前才下定決心，一口氣將客廳、餐廳、廚房、寢室、盥洗室、浴室和廁所等也會在夜間使用區域的照明，全部換成調光開關。此工程花費幾萬日圓就能解決，也因為夜晚在昏暗的燈光下度過，房子給人的感覺也變得不一樣；同一個家卻能營造出截然不同的空間感，令人耳目一新。

調暗燈光後，夜晚的放鬆感、心靈的豐富度與幸福感都大大提升；後來我每天都迫不及待想回家，甚至有點後悔為何當初不早點改裝。睡眠上或許因褪黑激素的耗損減少，我發現自己產生睡意的時間也愈來愈早了。

居家照明還能自行調整，街道上的光線就無法控制了。招牌、霓虹燈、交通號誌、車燈等許多光線都正對準著你，走在路上請盡可能不要直視這些光源。尤其如果你住在市中心，光是走到巷口超商買東西，就足以讓你大量曝曬在明亮的光源下；處在如此明亮環境中的人，讓我忍不住想建議他們在夜間戴上太陽眼鏡呢！

# 2 晚餐最慢得在「就寢前兩小時吃完」的理由？

我們常聽到一種說法，吃完晚餐之後馬上去睡覺，因為體內還忙著消化，會讓人變得淺眠。

此外，如果臨睡前還在吃晚餐，腸胃蠕動持續進行，會令我們隨後要介紹的「核心體溫」無法下降，而核心體溫無法順利下降則會讓人難以入睡（詳請請參照第二百〇二頁）。想進入熟睡狀態，**從晚餐結束到就寢必須至少間隔兩小時，理想上最好間隔三小時**。

再者，太晚吃晚餐還會提高發胖的機率。這是因為專門負責調控生理時鐘的蛋白質——BMAL1（Brain and Muscle ARNT-Like protein 1）分泌的高峰時段為夜晚十點到凌晨兩點之間，使得此時段吃下的食物更容易囤積脂肪。

換句話說，即使吃的是蔬菜，也最好還是別選在 BMAL1分泌高峰期的時段進食。如果晚餐時間不得不拖到很晚，可採取「兩段式晚餐」的策略；意即傍晚先吃點飯糰、水煮蛋這類能簡單果腹的食物，以防止睡前太餓而「暴食」。

考量到睡眠品質及專業工作表現，我認為**致勝的關鍵仍在平日「能否在較早時段吃一頓營養均衡的晚餐」**。例如：如果你上床時間是晚上十一點，最晚必須在九點前進食完畢，所以理想上八點左右必須開始吃頓營養均衡的晚餐。

然而，考量回到家的時間，實在沒有餘裕慢條斯理地準備餐點；但即使如此，也不可以用買來的速食隨便打發掉一餐。我們的身體是由每一天的飲食所組成，就專業工作表現的角度思考，飲食的內容實在不容小覷。

**而且，晚餐另一個重要功能，是要補足當天攝取不足的營養素（早餐跟午餐沒吃到的）。**

那麼，在時間條件不寬裕的狀況下，該如何準備一頓營養均衡的晚餐呢？

以我一個必須自己獨自打點一切的人所得出的結論是——利用高科技工具烹調原始人餐。

要做的事超簡單！就只有烤、燉、煮食材而已，而且是使用超方便的烹調神器！最具代表性的料理就是「原始人鍋」，只需要把全部食材切成適當大小、放入鍋中，倒入火鍋湯底後加熱就是完美的一餐。如果你用的是自動烹調電子鍋，即使不顧火也不怕食材沸騰溢出。

另一道經典料理是「原始人ＢＢＱ」。各種食材切好盛盤，像鐵板燒那樣邊烤邊吃就好！無論是火鍋或燒烤，都可均衡使用到肉類、魚類、豆腐類及蕈菇類等多樣食材，而且只用最簡單的烹調方法就能品嚐食材原味。基本上這樣使用的餐具也少，餐後整理起來方便省事，剩下來的食材亦不浪費，可以做為隔天早餐味噌湯的配料。

**平日晚餐的烹調以省時、營養均衡為最高指導原則**，貫徹「打造強健的身體」、「補充攝取不足的營養素」兩大原則，不做耗時費工的菜餚。

不過為了個人名譽我要先聲明，我其實並不討厭做菜，休假日也喜歡花點心思做些精緻費工的菜餚，在晚餐時細細品味享用。

# 3 「為了喝一杯壓縮睡眠時間」毫無意義

酒跟食物一樣，不能在睡前喝，最晚得在上床睡覺前兩小時，理想上三小時前要喝完。**量也要控制，喝太多容易因酒精影響引發睡眠中斷，使睡眠品質一落千丈**。

過了三十五歲後就別再暴飲了吧！有意識地減少出席飲酒聚會也是一種方法。即使不出席任何聚會，光是晚上泡澡都需要一定的時間了，參加更是無可避免地會犧牲睡眠。到了這個年紀，跟前一晚貪杯隔天還能正常工作的二十多歲時候，已經不一樣了，**想維持自己的健康並在工作上拿出成果，少參加這類飲酒聚會方為上策**。

先前提過，過去我有段時間的狀態和酒精成癮症相去不遠，當我下定決心「少喝點酒」，所做的第一件事是去**深入分析自己「為什麼總是拒絕不了同事喝酒邀約的誘惑？」**。

思考許久歸納出的答案是「我不喜歡有好玩的事情在我不知道的地方發生」，換句話說，我被「不想被大家晾在一旁」的情緒給支配了。不過仔細想想，假如真的很在意究竟發生了什麼事，之後再問其實也不遲啊！

一認知到這個事實，我的焦慮感瞬間減輕，後來就開始比較能勇敢婉拒邀約。下一步我採取的行動是，**盡量不跟愛喝的人一起去吃飯**。畢竟我好酒貪杯，看到有人喝自己也會忍不住跟著喝，所以才刻意不讓自己入坑。

當時我就算人坐在家中也很想開酒來喝，所以我假裝強力氣泡水是酒，整箱整箱地買，想喝就把氣泡水當酒喝；不然乾脆去睡覺，睡著就沒事了。就這樣喝著喝著，如果在家都能把氣泡水當酒喝蒙混過關，之後也不會覺得去外頭喝有什麼吸引力。

這樣一來，能把晚上的時間完全保留給自己，好好吃一餐、舒服地泡個澡、睡個好覺，身體和工作表現都會因此而大幅改善。

但只要身為上班族，難免有幾個歡迎會、送別會或年終聚會等推不掉的酒局，這時候我會建議：乾脆心一橫，自己接下主辦的工作吧！自己主辦的話，包含日期、聚餐地點，以及開始與結束的時間，都可以百分百自己主導。主辦的重點有四項：

**①日期：盡可能選擇不會影響自己工作的日期。必須同時把休息恢復的時間也一併考慮進去，挑前後一天晚上都沒有行程的日子作為聚餐日期選項。**

**②聚餐地點：盡量挑選可省下交通時間的地點，鎖定距離辦公室或車站較近的店家。**

**③開始與結束時間：為了不要拖拖拉拉喝個沒完，可以挑選「兩小時喝到飽」這類決定好結束時間的組合方案，把開始與結束的時間縮到最短。**

**④開始時間：盡可能提早開始。**

例如：公司晚上六點下班，選定附近的店家六點十五分就開始，八點十五分解散。這麼做能減輕參加者的負擔，對於那些不愛參加下班後應酬的年輕一代來說，應該也會比較開心。

要是把主辦聚餐的差事交給思想老派的同事，他們往往很想賣弄自己知道的私房好店（而且這種店通常很遠！）或是告訴大家：「沒關係我們時間抓鬆一點，晚上七點集合就好！」然後，就會喝到天荒地老……這樣會有什麼問題？大家各有定見，但我認為最大的問題在於**「睡眠時間縮短」**。

在這般效率奇差無比的聚會舉辦之前，倒不如自己咬牙接下主辦，自己打點還比較好。先前在第一百四十七頁也談過，如果橫豎都得參加公司聚會，索性就拋開「好煩啊！」的消極心態吧！反正再怎麼樣只有前後這段時間受限。與其抱持負面想法徒增壓力，倒不如將這段時間化為積極的目的，「我想跟某某人拉近距離」、「想跟某某課聯絡感情」，轉換成有意識促使催產素分泌的時間吧！如果能在席間與你鎖定好的對象共同度過愉快的時光，分泌催產素讓「壓力緩解」、「活力提升」後，就可以回家了。

回家後好好泡個澡，帶著愉快的心情上床睡覺吧！只要用這招，就算應酬聚會也能將損害降至最低。

# 4 「三十八度熱水泡澡十五分鐘」有助於產生睡意

真的很忙時，難免連悠哉泡澡的時間也想一併省下，尤其是夏天，許多人常以沖澡取代泡澡。不過，我想請各位青壯世代的上班族將**「泡澡」視為每天固定的儀式**。因為泡澡能有效提升整體的睡眠品質，還能消除疲勞、釋放壓力，所以請務必將泡澡的時間規劃進你的日常作息。

接下來，我想為各位說明泡澡與睡眠之間的關係。一夜好眠的關鍵正是**「核心體溫」**，核心體溫與我們一般用溫度計測的「體表溫度」不同，它指的是體內深處（大腦及內臟）的體溫。

如第二百〇三頁的圖5－1所示，核心體溫下降的同時，身體跟大腦也逐漸進入休息

## 5－1　泡澡與核心體溫的變化

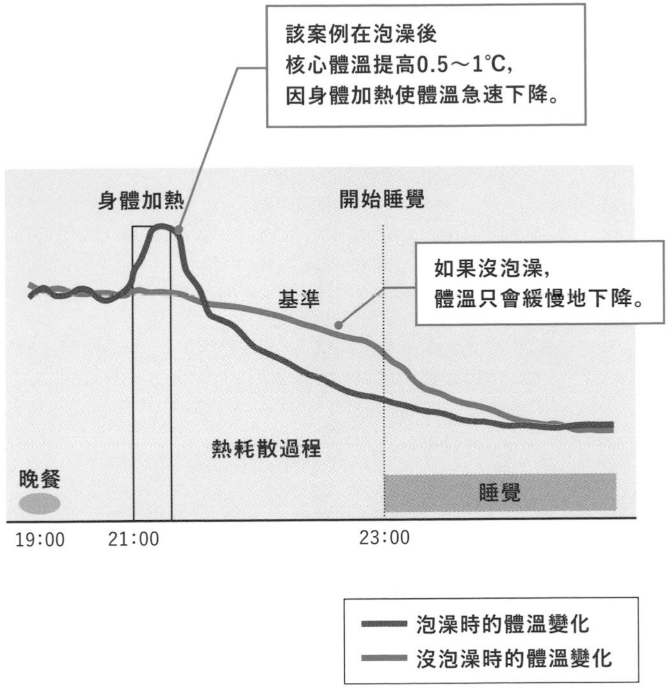


出處：根據《睡眠學》日本睡眠學會編（朝倉書店出版）修改製作

的狀態，並開始產生睡意。換句話說，進入睡眠的必要條件正是──核心體溫下降。

小寶寶的體溫雖然原本就偏高，但有時仍會感覺他們的手腳在某些時候特別溫暖。這種情況下，小寶寶很快就會睡著，這是因為入睡時會從手腳等表面皮膚散熱，核心體溫才跟著下降。

但是，健康成年人的體溫本身就沒有像小寶寶那麼高，即使體溫自然下降也不會如此明顯；另一方面，如果先把體溫拉高一度，隨後下降的幅度也會變大，人也比較容易睡著。此時，**泡澡是製造「體溫上升的狀態」極為有效的手段**。

財團法人日本健康發展基金會．溫泉醫療科學研究所的早坂信哉所長推薦一種泡澡法，是**在攝氏三十八度到四十度的熱水中浸泡十到十五分鐘**，除了可拉高核心體溫，還可以舒緩放鬆。

是不是比你預期的時間還短呢？不過，光是這樣就能活化血液循環，將氧氣跟營養輸送到身體的末梢，同時將老舊廢物帶走。只需坐在浴缸裡十到十五分鐘的話，應該辦得到吧？

利用此泡澡法拉高的核心體溫會在一到一個半小時後降回來，因此**從就寢時間回推泡澡的時間點很重要**。如果就寢時間是晚上十一點，必須在十點之前泡完澡。

假如晚上在外面吃飽才回家，整個人累癱到只想馬上倒床時，也有建議的高效泡澡法。一到家放下包包，請直接往浴室走去放洗澡水，利用等洗澡水放好的時間，先把衣服換下來掛好、準備換洗衣物，然後打開空調或電視，再坐下來喝口水，不一會兒洗澡水就放好了。

要是一回到家太累，馬上去躺沙發，之後要再爬起來放洗澡水也覺得懶，時間就這樣一直往後拖，拖到上床睡覺的時間愈來愈晚。

另外，如果使用有「發汗」或「排毒」效果的泡澡劑，即使泡完澡一個半小時核心體溫恐怕還是很難降下來，在此不推薦給忙碌的上班族。這類產品請留到週末或休假日的放鬆時間再使用。

購買蒐集了各式各樣的泡澡劑，試過一輪後我發現，使用有保暖功效泡澡劑的那天晚上，必定很難入睡，也很淺眠，隔天早上睡醒還是覺得很累。這個現象一直讓我十分困惑，直到我開始研究泡澡，了解睡眠與核心體溫有關，才終於解開長年以來的疑惑。

此外，如果浸泡在攝氏四十二度以上的熱水，交感神經受到刺激，身體便因此而甦醒；這下子得花上三小時才能把核心體溫降下來，這種溫度的水並不適合在晚上泡。但如果你是早上起床精神不濟、很難清醒的人，用這種溫度的水淋浴或泡澡來喚醒自己，效果會非常好。

泡澡前後請記得喝杯水補充水分，即使是寒冷的冬天，泡澡也會讓身體流失約八百毫升的水分。

# 5 「特別累的那一天」別懷疑，提早三十分鐘上床睡覺

上班族平常注重飲食、泡澡、認真製造血清素，努力提升睡眠品質，然而身處於競爭激烈的商業場合，總是有那麼幾天讓人精疲力竭。

非常疲累時，最重要的是**絕對不拖泥帶水，掌握住今天的疲勞今天消的原則**。如果想著「撐一下，週末再好好休息」，在真的可以休息前的那幾天，工作表現肯定一塌糊塗。

再者，人只要疲勞效率差就難免會堆積工作，狀況不佳還硬撐，自然不會有好的結果。

這種情形下與其埋頭苦幹，倒不如**把心力放在恢復精神上比較實在**。

那麼，該怎麼做才能恢復精神呢？

我自己感覺非常疲累時，會在晚上六點準時下班匆匆離開公司，七點前便早早吃完晚

餐。當然，如果回家後才開始準備餐點肯定來不及，我會在返家途中吃點好消化的蕎麥麵，約八分飽再回家。

到家後把包包放下，直接走去浴室放洗澡水，等到換下外出的衣服，做好隔天的準備後洗澡水就放好了，就在攝氏三十八度到四十度的熱水中浸泡十到十五分鐘。泡好澡後悠閒放鬆一小時左右，再比平常提前一到兩小時早早上床睡覺。這樣隔天早上起來，疲勞就消除得差不多了，感覺腸胃也輕鬆了些。

各位要是發現自己狀況不佳，**只要比平常提前三十分鐘就好，早早上床睡覺，試試看效果如何吧！**

忙碌或壓力累積時，就算睡眠跟平常一樣，疲勞也很難藉由一般睡眠得到抒解。倘若為了多睡幾分鐘一再按掉鬧鐘，非得睡到最後一刻才醒來，不但無法進行我們在第三章介紹的「重要的早晨儀式」，一整天的作息也會被打亂。

尤其是職場青壯世代的上班族，即使睡眠負債曾一度還清，但只要稍有不慎便立刻又欠下新的負債。所以，請各位**只要自覺有一點點疲勞或不適，就要養成比平常提早三十分鐘上床睡覺的習慣，隨時重整自己的身體狀態**。

# 6 以「夜晚歡樂的家庭時間」帶著幸福感結束這一天

在本書第二章曾與各位分享，平日晚上可自由利用的時間其實極為有限；吃完晚餐、泡好澡後，大概只剩下一個小時的時間。這珍貴的一個小時該如何度過呢？

如果你把這段珍貴的時間用來滑手機、玩手遊，沐浴在滿滿的藍光下，或拿來做重訓等激烈運動，那麼你白天為了睡好覺所做的一切努力將付諸流水。即使是閱讀，因為是在明亮的光線下進行，我也不建議；尤其像推理小說這類令人很在意接下來情節發展的書，很容易讓大腦處於興奮狀態。**得到一夜好眠的最佳方法，就是保持心情上的平穩與寧靜**。

如果當天產生「擔心」、「不安」、「後悔」、「悲傷」等負面情緒，或是工作過度忙到暈頭轉向時，請在**回家路上用三呼一吸法快速代謝掉負面情緒跟腦脹緊繃，讓大腦跟心情煥然一新**。我自己也想要快速轉換心情，所以不止上班出勤時，我連下班回家途中都會做三呼一吸法。

**還有無論當天狀況如何，我希望大家都能做到在晚上分泌催產素**。如果你與家人同住，請**務必抽出時間與家人共處**。跟親密的家人輕鬆地共度，可增進催產素的分泌，而此時，對話並非絕對必要。

催產素是一種可促進血清素分泌的愛的荷爾蒙，當催產素分泌，就能帶著幸福感迎接一天的結束。另外，催產素有抗壓作用，有助於消除或緩解煩悶焦躁的心情。

跟家人相處不太順利的人，除了努力嘗試修復關係，也可以負起照顧生命的責任，飼養貓或狗等寵物，在晚上好好陪伴牠們。如果你一個人住，打個電話給家人或朋友聊天；若不善與人交流，飼養寵物陪牠們玩也十分療癒。

跟喜歡的人或寵物相處超過五分鐘就會釋放催產素，即使沒有面對面或只是打電話也會分泌，不過如果用電子郵件或通訊軟體聊天並不會分泌催產素，這點還請特別留意。

不管使用什麼方法，重要的是在夜間喚醒心中那份「親密」的情感。在這個時代正確掌握催產素的力量，在維持心理健康的角度上有其科學根據；自從我開始把夜晚的療癒時間排入生活，身心都變得輕鬆許多。

# 7 睡前以「腹部扭轉式」放鬆全身

過去我為了減肥，經常在晚餐後在自家附近慢跑，當時覺得「累一點應該會比較好睡」，還刻意挑辛苦的路線跑，結果反而更難入睡、更淺眠，醒來後疲勞難以消除的狀況始終沒有改善。

現在想想，當時睡不著也很合理，**睡前做強度那麼高的運動，使交感神經亢奮處於優勢，因此干擾了睡眠品質**。再說，住在都會區的我，跑步的路線幾乎都是如白天般燈火通明的地方，餐廳或便利商店的招牌、汽車車燈、交通號誌等光線無可避免地盡收眼底；在褪黑激素減少與激烈運動的雙重副作用下，身體整個被喚醒。

晚上運動本身並不是壞事。由於工作上經常使用電腦，我一週會上兩次健身房做重訓或有氧運動，鬆開容易僵硬的身體。不過，這類運動還**是建議在上床前三個小時做完比較理想**。

我個人**非常推薦睡前做一點全身放鬆的伸展**。

泡澡後趁血液循環變好時，舒緩一下疲憊的身體吧！我推薦的簡易版伸展主要是參考瑜伽的「腹部扭轉式」，躺在床上鼻吸鼻吐就可以做（請參照第二百一十四頁的圖5—2）。

首先，仰躺後將雙臂往左右自然延伸攤平，單腿屈膝，接著將屈膝腿跨過直立腿上方，臉則朝向屈膝腿的相反側；這時候整個背部、腰部扭轉，刺激血液循環的同時身體的緊張也獲得釋放。在姿勢裡停留十秒，直到你感覺到舒緩放鬆；呼吸時意識到吐氣，緩慢地吐氣。做完一邊後換邊進行。

如果單腿屈膝有困難，也可以用雙腿屈膝取代。但無論單腿或雙腿都要**留意兩側肩膀盡量不要浮起，才能提高伸展的效果**。

## 5－2　腹部扭轉式

**重點** 臉部朝向
屈膝腿的相反側

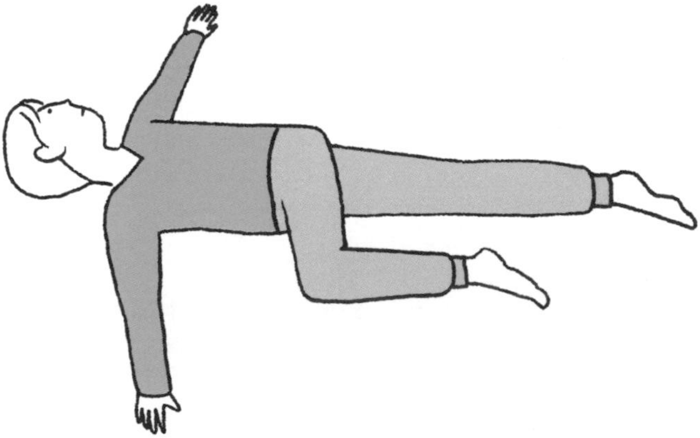

作法

❶ 仰躺後雙臂往左右自然延伸，單腿屈膝。

❷ 屈膝腿跨過直立腿的上方，臉朝向屈膝腿的相反側停留10秒。

❸ 同樣動作換邊進行。

※伸展過程中如果睏了，停留數秒即可。

**重點** 動作時緩慢的深呼吸很重要！
背部扭轉可促進血液循環。

當然，做得不完美也沒有關係，男士們如果筋骨比較硬，一開始做起來或許跟原本的動作完全不同。不用擔心！即使只是「動作很像」還是有一定的效果，天天做身體就會愈來愈柔軟愈有彈性。如果能感覺到「舒服」而自然入眠就太棒了！

為了提升睡眠品質，我其實嘗試過很多瑜伽動作，其中最簡單效果也最好的就是腹部扭轉式，每天睡前我都會做。

# 8 躺在床上翻來覆去還是睡不著時的「錦囊妙計」

到目前為止與各位分享的，都是睡覺前的時間該如何利用，但也的確會碰到另一種狀況，是躺在床上想睡卻怎麼樣也睡不著。

知名橄欖球員田村優在風靡日本的世界盃橄欖球賽第一輪比賽時曾說：「我好緊張，這幾天都睡不太好。」花式滑冰選手紀平梨花也曾在全日本選手權大賽的長曲項目前表示：「完全睡不著」。

連身經百戰的頂尖運動員都曾有「再不睡著的話就慘了……」而睡不著的經驗。也許應該說，愈想著要睡反而愈睡不著。

有失眠症狀的人每天大多處於這種狀態。「前天跟昨天都睡不好，今天一定得好好睡才行！」只是愈這樣想愈容易把自己逼入絕境，必須先掙脫「再不睡著的話就慘了」的思維。

你第一件該做的事情是**「直到感覺睡意為止都不要靠近床」**。

如果你感覺愛睏然後上床睡覺，躺了二十分鐘還是睡不著時，請先離開被窩吧！從躺下到入睡花費太長時間，容易讓人焦慮更睡不著，而且入睡所需的時間愈長愈容易淺眠。

那麼，離開被窩後該做什麼好？偶爾輾轉難眠的人平常就要列出一張「睡不著時可以做的事」清單，必要時隨時拿出來用。不這麼做，睡不著時只會拿手機出來滑啊滑，只會讓失眠更嚴重。

列清單時請找那些不需要花腦筋就能做的事，或者是有空閒的話想做，卻沒有重要到非得分出白天時間來做的事；例如摺衣服、整理書架這類不需要花腦筋跟太多力氣的活動就很理想。但可別一不小心刺激到交感神經，想著「咦，這本書放到哪兒去了？」然後打開電燈到處找，結果愈找精神愈好。最好事先決定**「睡不著時可以整理的東西」，以及擺放的位置，睡不著時可立刻派上用場**。

另外，我建議各位上班族把擦鞋列入清單。平時只能稍微擦一下污垢，此時剛好利用睡不著的時間仔細把鞋子擦亮；擦累了或許也睏了，早上起床時就有一雙擦得亮晶晶的鞋子等著你，可說是一舉兩得。如果剛好沒有「勞動」的心情，在稀薄昏暗的微光中聽些寧靜放鬆的音樂也不賴。

明明沒有睡意卻硬躺在床上，又會發生什麼事呢？還不睏卻勉強去躺↓睡不著開始焦慮↓焦慮更難入睡↓入睡了也只有淺眠，陷入無限失眠的惡性循環。正如前面所說，**從躺在床上到睡著為止，花費的時間愈長愈淺眠**。

還有，如果連續好幾天都失眠，很可能大腦已經被輸入一種訊息，認定「這張床就是睡不著覺的地方！」此時也許換個地方睡，或是改變一下床的位置就能入睡，各位不妨試試看！

## 試著將當下想到的事情全寫下來

睡眠專家如我，偶爾也會有「今天好像比較不好睡欸」的感覺出現。這種時候大多是在睡眠領域之外有什麼事讓我煩惱。

工作、家庭、健康、金錢……你是否也為了某事而擔憂、沮喪或煩惱呢？這些事情一旦開始在腦海裡轉來轉去，就算拼命告訴自己「不可以！趕快把這些事忘掉，不然又要失眠了！」也起不了作用。

為了應付這種狀況，**平常可以在床邊準備好紙跟筆**，然後把**當下正在想的事一字不漏地全寫下來**。

焦慮這種事，是你愈想當它不存在，存在感就愈強烈，總讓人有種「要出大事了」的感覺。總之，先寫下你當下正在煩惱的事，光是把問題找出來，心裡的負擔就少一半。內心也能做出合理的判斷，「既然搞清楚問題出在哪裡，現在開始不必再想東想西，明天起床後再來好好處理」。

如果這樣還是無法讓你安心，還可以一併想好處理的時間表，再把它寫下來。問題和解決對策既然已經確定，就只剩下上床睡覺而已。

例如，健康檢查報告出現紅字，醫生建議做進一步檢查時，確實會很讓人擔心沒有錯。這件事掛在心上讓你輾轉難眠，此時只要具體寫下「醫生要我做進一步的大腸癌篩檢，但是，糞便潛血檢查好像也不一定準確。而且現在擔心也沒有用，等做完大腸鏡檢查再來想。」就不會再胡思亂想，心裡也比較踏實。

如果這麼做還是不行，甚至可以把時間表列得更細！例如：「不要拖到進一步檢查那天，先去找某某醫師諮詢一下。明天午休趕緊打電話預約，明天如果有空位就立刻去檢查；如果沒有空位，後天應該會有才對。」

把心中的煩惱一股腦兒全寫出來，應該會踏實得多。此外，做這件事是為了整理好內心的想法，並決定何時處理問題。重點是要做起來方便，別忘了為黑暗中慢速運轉的大腦，**準備好一本大小剛好的筆記本和一支好寫的筆**。

COLUMN 5

# 睡前的「藍光刺激」是剝奪你一夜好眠的天敵

本章最後，為了你的一夜好眠，我想再次強調一件事，那就是——**晚上盯著手機螢幕發出的藍光看，真的很傷身**。正因為我經常四處宣導，你可能會想：「天啊！又來了？」正因為太重要了，我才如此大聲疾呼。

藍光最大的來源是太陽光，如果晚上一直盯著螢幕藍光看，會讓大腦產生一種「現在是白天」的錯覺，枉費你為了一夜好眠而製造的睡眠荷爾蒙褪黑激素都減少了。而且視網膜接收到藍光會刺激交感神經，干擾睡眠的同時，也增加對睡眠品質帶來不良影響的風險。尤其如果**睡前看到藍光，幾乎可以肯定那天晚上不可能睡得好**。

另一方面，手機無論就商業角度或現代生活而言，毫無疑問已是不可或缺的工具。正因為如此，才需明確訂下使用規則，讓自己不為工具所用。

夜晚能否做到不被手機綁架，某種程度也決定了此人是否能出類拔萃，有別與社會中「其他大部分人」。

話說回來，要求「晚上一概不使用手機」未免太違背現實；而「明明想查東西卻不能使用手機」只會弄巧成拙讓人悶。不必太壓抑自己，在做得到的範圍內盡可能掙脫手機的束縛吧！

最終就像第一百八十五頁所說，進行數位排毒，儘管目標設定為「連手機充電器也不帶進臥房」，但能做到的第一步就是**不把手機帶進被窩**。

很多人都說：「我最喜歡軟爛地躺在床上看 YouTube 影片！」你是否也是其中之一呢？

但是躺在床上狂刷 YouTube 影片，會讓大腦誤判床鋪是個「體驗刺激興奮的地方」，你之所以樂此不疲狂刷 YouTube 影片不睡覺，也正是這個原因。

我也是那種腦波很弱容易上癮的人，過去也曾有過一段明知道不好，卻仍熱衷於躺在被窩裡瘋看 YouTube 影片的時期。這麼做當然讓我很難睡，睡前累積了更多疲勞，起床後自然無精打采，徹底落入睡眠負債的惡性循環。直到我意識到問題的嚴重性，才終於果斷戒掉壞習慣。

人都是這樣，靠近迪士尼樂園時自然產生愉悅的心情，看到喪禮心情也會跟著沈重起來。即使自己並未置身其中，但大腦會逕自對每個視覺感官加以想像。

別低估你的大腦，讓我們成為大腦的夥伴吧！別把任何東西帶到床上，就不會讓大腦有多餘的想像。只要讓大腦記住「床只能用來睡覺」就好，之後看到床自然會產生睡意。

# 第 6 章

# 營造「舒眠」環境，明天的工作效能今晚就準備好！

# 1 召喚睡神！「室內溫度與濕度的舒眠設定」

想一夜好眠，最重要的無疑是臥室的環境。請在現有條件下先進行調整，打造最適合你的舒眠環境。

如第二百二十一頁所述，第一要務就是別把手機帶進臥室。手機近在眼前很容易隨手拿來滑，讓眼睛暴露在藍光的刺激下。另外，**最好將手機充電器擺在臥室以外的地方**，請趁著還沒有睡意時，先把充電器移往另一間房間。習慣把手機當作鬧鐘用的人，建議另行購買鬧鐘。

當我把充電器移到廚房，再也不躺在床上看手機後，開始感受到很大的變化。首先，早上起床時，眼球、大腦、頸部、肩膀的莫名疲勞感不見了，有種開心愉悅的感覺。各位試過之後，應該很快就會發現自己睡得比較安穩，內心深處感受到平靜與滿足。

其次是，室內的溫度與濕度也會對睡眠產生極大的影響。**最好睡的臥室溫度，冬天在攝氏十六度以上，夏天則為攝氏二十六度以下**；但這些都只是參考值，溫度條件其實因人而異。**至於濕度，無論冬天或夏天都在百分之五十到六十左右**。冬天時提前開好臥室的暖氣，調整至自己喜歡的溫度，也可以打開加濕器，創造一個舒適好眠的空間。

在我家，特別在寒冷的夜裡，我會在房間加開加濕器，然後用烘被機把棉被烘暖，這麼一來，就不會因為腳底發冷而睡不著。不過要留意，如果烘被機到睡前都還一直開著，很可能讓棉被蓋起來太熱而干擾體溫下降，**最好在睡前三十分鐘關閉烘被機**。

夏天我會建議，不要猶豫！直接開冷氣。記得將出風口的扇葉往上調，避免讓冷風直接吹到人身上。另外，可同時使用能將出風口朝上的循環扇，讓室內空氣循環流通，保持舒適涼爽的溫度，我自己則用兩台循環扇。如果能用除濕機調整濕度的話，就更理想了。

目前市售有一種形狀長得像鬧鐘的小型溫濕度計（售價約一千日圓），可以考慮購買用來監控室內的溫濕度。

還有研究指出，攝氏二十度以上、濕度保持在百分之五十到六十的環境，最不容易感冒（請參照第二百二十九頁的圖6－1）。

你是否也有眼睛一睜開覺得喉嚨疼痛，懷疑自己「咦？難道我感冒了嗎？」的經驗？

**睡覺時尤其更要小心流行性感冒和感冒**。

這是因為我們白天都會有意識地閉上嘴巴，抑或是細菌、病毒即便經由口腔進入體內，也會隨著唾液被吞到胃裡，而且大部分都會被強烈的胃酸殺死。不過，睡眠時很容易不由自主張開嘴巴，加上唾液分泌較少、口腔較乾燥的關係，細菌、病毒特別容易附著在喉嚨黏膜上繁殖。因此，無論是為了一夜好眠或預防感冒，室內溫度跟濕度的設定都至關重要。

## 聲音干擾睡不著時，該怎麼辦？

## 6－1　溫度、濕度與流行性感冒病毒的存活率

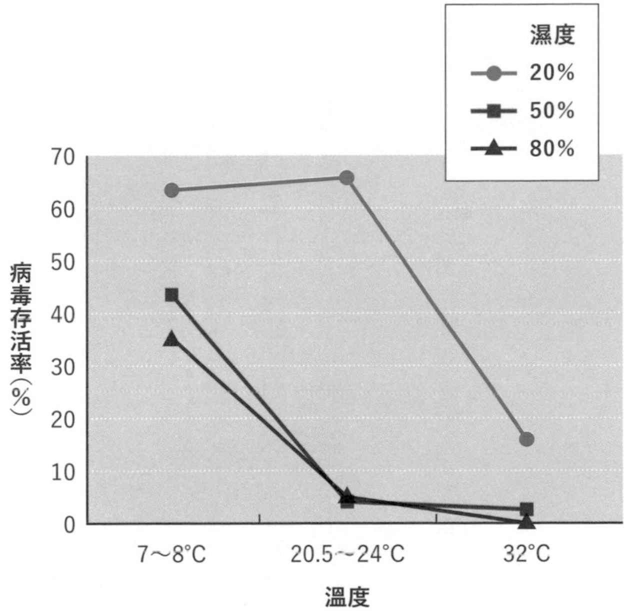


出處：參考G.J. Haper: J Hyg (Lond).1961 Dec; 59(4)資料製作

另外，聲音也是個令人在意的點。

睡眠時需將音量控制在四十分貝以下（類似圖書館內的環境），日常生活的各種聲音容易使人難以入睡，或是造成睡眠中斷半夜醒來。

此外，也有不少人受到伴侶打呼聲的干擾睡不著。無論狀況為何，如果你對聲音很在意，先試試看我們在第一百五十六頁介紹過的耳塞；晚上睡覺建議使用②泡棉型（海綿）耳塞和③矽膠款（黏土）耳塞。耳道大小及觸感偏好因人而異，建議多方嘗試找到最適合自己的。

此外，如果能將鬧鐘設定在即使戴耳塞也能聽得到的音量，就可以安心睡覺。

# 2 舒緩效果的「香氛」助你一夜好眠

營造良好舒適的睡眠環境，還可以從香氛著手。當然不是那種「聞到這個香味就好好睡」類似安眠藥的效果，而是**被喜愛的香味包圍，讓人產生幸福感的環境香氛**。如果可以讓人有「啊～這味道好舒服！」的感覺進入夢鄉，真是件美妙的事；然後，藉由聞到香味而刺激大腦產生「接下來很快要睡覺了」的連結，萌生睡意進而養成習慣。

具體來說，**可選擇讓人舒緩放鬆帶鎮靜效果的香味**，像是薰衣草、佛手柑、檸檬草、茉莉、天竺葵、洋甘菊、檀香、乳香及伊蘭伊蘭等都很推薦。另有資料顯示，日本柳杉和檜木可有效抑制交感神經的活性，除了享受精油，如果臥室地板也能換成柳杉或檜木材質，就太棒了。

精油雖好，但如果把自己不喜歡的香味帶進臥室，反而會干擾睡眠，所以還是要以個人的喜好為優先。

以前壓力大不太好睡時，我會在枕頭套內側滴幾滴薰衣草和佛手柑精油再睡，這兩種香味給人帶來彷彿「放鬆的護身符」的感覺。若是使用精油擴香儀，再怎麼洗味道都會殘留，我反而不用。

不必刻意準備香氛專用道具，只是把精油滴在枕頭套上的話，就算怕麻煩的男性朋友們也能樂享其中（部分精油種類可能會沾染枕頭套，可以考慮滴在枕頭套內側，或滴在已經沒在使用的棉質手帕，靜置於枕頭旁）。別先入為主認定香氛只適合女性，請務必好好打理自己的臥室環境。

如上所述，為了一夜好眠可以下的功夫真的很多，但無論如何最重要的是讓大腦明確認知「**臥室就只是睡覺的地方**」。

如果你住的是單人套房，沒有另外隔出臥室空間的話，請把床的周遭視為睡眠的「**神**

**聖場域**」。

躺在床上軟爛雖然舒服，但這裡可不是你的遊樂場。即使拖著疲累的身軀回家，也請不要把脫下來的外套直接丟在床上，更千萬別盤腿坐在床上大啖泡麵。

**重視這塊睡眠的場域，睡眠品質肯定能大大改變**。

# 3 「好眠睡衣」的黃金選購準則

各位讀者是否穿著睡衣睡覺呢？或許你習慣把棉質圓領休閒上衣等居家服或運動服當睡衣穿，穿T恤、四角褲睡覺的男性讀者或許不在少數。

但如果考量睡眠品質，睡衣仍是較佳的選擇；不過，可不是隨便一套睡衣就好，好的睡衣必須符合以下條件。過去我擔任過睡衣及居家服的品牌督導，當時曾把日本與歐洲的睡衣做過徹底的評比；根據這些資料，我彙整出以下「好眠睡衣」的兩大重點。

## ① 伸縮度佳（布料彈性好）

我們睡覺時經常翻身，如果**睡衣的伸縮度不足，翻身時身體會被束縛，很難進入到深**

**層睡眠**。例如紗布是許多人公認「親膚舒適」的材質，幾乎各家品牌都選用紗布作為製作睡衣的材料；然而，紗布的作用原本就是用來「固定」患部或骨折的素材，設計上刻意使其無法伸縮。紗布材質的弱點在於不利睡覺翻身，就好眠觀點來看，紗布最多用來做家居服。

② **吸濕透氣性佳（吸汗）**

即使冬天睡覺還是會出汗，所以選擇吸汗透氣性佳的材質也很重要。否則，汗水黏附在肌膚上的不適感，很容易干擾睡眠。

為了幫各位讀者找到「完美的睡衣」，與各位分享我試穿測試四十到五十套日本與歐洲各款睡衣後得到的結論。

考量伸縮度與吸濕透氣性，我推薦**「百分之九十五棉，百分之五聚胺基甲酸酯纖維（俗稱PU布料）」這種以棉為主材料的混紡素材**。因為添加聚胺基甲酸酯，材質極富彈性。

另外還有一種材質價格稍微高，由歐洲進口、含莫代爾棉百分之五十以上的睡衣，觸感細膩光滑，親膚又有彈性，穿起來的感覺最舒適。穿上莫代爾棉入睡效率更快（莫代爾棉是一種由山毛櫸提煉的人造絲，擁有如絲綢般柔滑手感的合成纖維）。

此外，較不推薦的是聚胺基甲酸酯比例較高的混紡等材質的睡衣。原因在於這些材質吸濕散熱表現普遍不佳，穿上後身體容易感覺悶熱，一覺醒來就像你不小心在暖桌底下睡著醒來之後那樣，疲勞感無法消除。

絲綢睡衣固然廣受大眾歡迎，但由於平織的絲綢觸感柔滑，睡覺時上衣跟睡褲下襬容易捲起來，使四肢接觸空氣的部分變多，很容易感冒。

最理想的材質是**「百分之五十以上的莫代爾棉」、「百分之九十五棉，百分之五聚胺基甲酸酯纖維」次之，長袖長褲，尺寸比平常再大一號的寬鬆睡衣最好**。

怕熱的男性朋友們或許覺得「夏天還穿長褲長袖睡覺也太熱了吧！」但好的睡衣布料都很輕薄，**所以夏天同樣穿著長袖長褲睡覺比較好**。

因為長袖長褲能迅速吸收睡覺所流的汗，短袖短褲會將四肢流的汗直接留在皮膚上，黏膩不舒服的感覺非常干擾睡眠；而汗水蒸發造成體溫過度流失，更容易使人感冒。

建議**挑選比平常大一個尺寸，寬鬆一點的睡衣比較好翻身**。最近小腹有點凸出的朋友，請把鬆緊帶放鬆一些吧！總之，請千萬別挑有束口的睡衣。

觸感肯定是要重視的。滑溜柔順、清新舒爽或蓬鬆柔軟，儘管每個人偏好的質感不同，但如果穿起來覺得不舒服，就無法放鬆。建議**選購時實際接觸，挑選摸起來最舒服那一套**。

要找到符合上述條件的睡衣，老實說沒那麼簡單，我自己一年頂多只能找到一套。正因為好睡衣難尋，如果找到心目中理想的那一套，即使價格稍貴也建議各位趕緊買下來。

基於保持正常工作表現的考量，我習慣帶自己的睡衣出差，穿自己的睡衣**早上起床時，消除疲勞的效果大勝飯店提供的睡衣**。請大家也務必找出那套好穿到讓你隨身帶出門的睡衣吧！

# 4 影響睡眠品質的「床墊」選購三大重點

做菜時只要準備好的食材，即使不費太多功夫，食物自然很美味。同理可證，準備好的寢具，睡眠品質便能光速提升。

不像食材是「吃掉就消失的東西」，寢具是長期使用的「舒眠好夥伴」；千萬別隨著拍賣優惠價起舞，請選擇一套真正好的寢具。寢具之中，大多數人對枕頭特別講究，經常聽到人們抱怨：「枕頭一換就睡不著」。不過**比枕頭更重要的是床墊或日式睡墊**。

一般來說，人體各部位的重量分布，頭部大約佔總體重的百分之八、頭部以外的上半身佔百分之三十三、臀部佔百分之四十四、大腿開始的下半身約佔百分之十五。

6－2　**理想的睡姿**

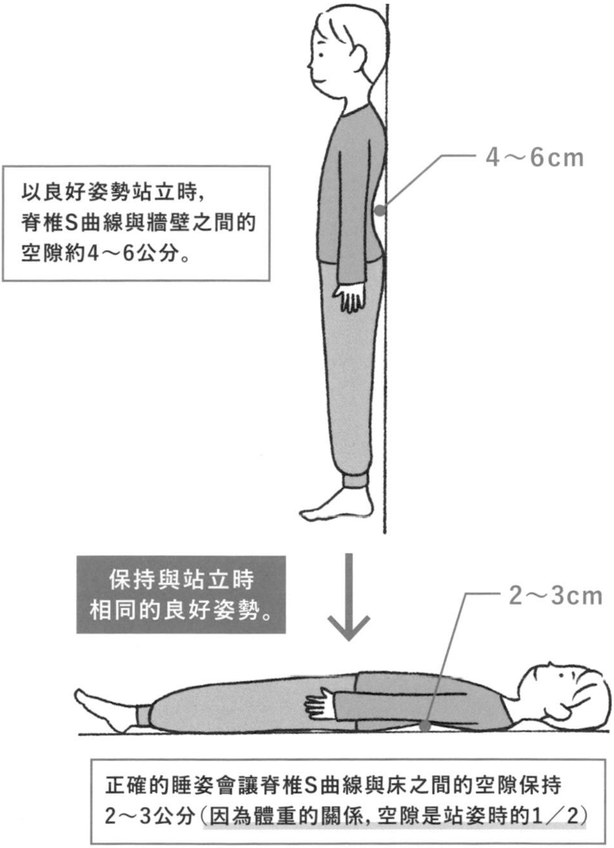
4～6cm
以良好姿勢站立時，
脊椎S曲線與牆壁之間的
空隙約4～6公分。
保持與站立時
相同的良好姿勢。
2～3cm
正確的睡姿會讓脊椎S曲線與床之間的空隙保持
2～3公分（因為體重的關係，空隙是站姿時的1／2）

**骨骼、肌肉、內臟、血液循環、淋巴的流動……**
**最容易入睡的姿勢是「對全身負擔最小的姿勢」。**

千葉大學人體工學名譽教授小原二郎的理論

睡覺時支撐全身重量的正是床墊或日式睡墊。使用不適合的床墊不只造成睡眠品質下降，嚴重時還可能引發腰痛或肩頸痠痛。

最理想的狀況下，**即使睡覺也要保持跟站立時一樣優美的姿勢**。如第二百三十九頁的圖6－2所示，當我們採取理想站姿，腰椎處會與牆壁產生四到六公分左右的「空隙」。睡覺時，腰椎的「空隙」會因為地心引力的影響，自然縮小至站姿時的一半，約二到三公分；這是對骨骼、肌肉、內臟、血液循環及淋巴流動等全身負擔最小的姿勢，有助於一夜好眠。

床墊、日式睡墊及枕頭的選擇，對於保持上述理想的睡姿非常重要，就跟挑鞋子必須試穿一樣，**選購寢具也一定要「試躺」**。床墊或日式睡墊試躺時請仰躺，並確認以下項目（請參照第二百四十一頁的圖6－3）。

① **試躺時全身的力量是否能整個釋放掉？（若力量無法釋放，代表床墊太硬了，不適合你）**

## 6－3　床墊試躺重點

**床墊過軟**

**試躺時有種全身被包裹著很舒服的感覺，但很可能會因此選錯床墊，要注意！**

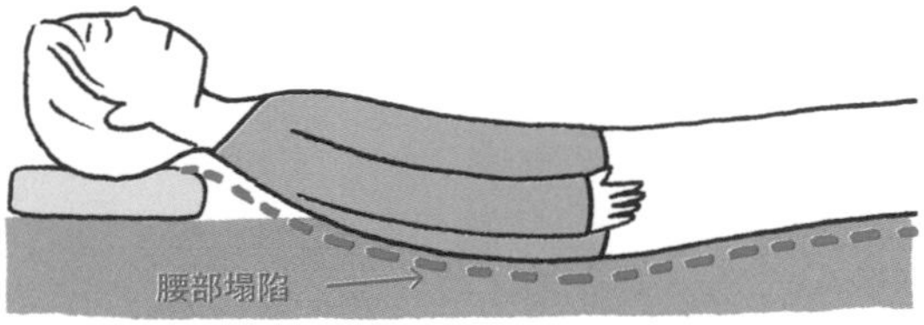


☑ **身體過度塌陷，翻身不易** ➡
- 每一次翻身都會讓睡眠變淺。
- 如果試躺時身體呈現「く」字型，躺久很容易腰痛。

**床墊過硬**

**試躺時全身都能伸展，很容易產生「好像很健康」的感覺，但可能會因此選錯床墊，要注意！**

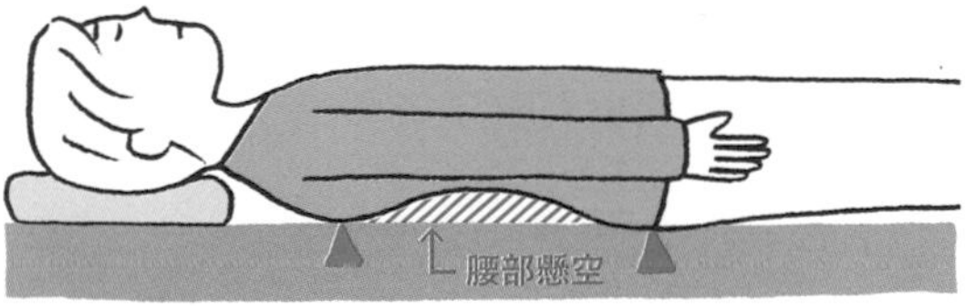


☑ **腰部拱起懸空，脊椎S曲線的空隙大到可用手掌穿過。** ➡
- 身體過度緊繃，容易造成淺眠。
- 背部到腰部拱高懸空，容易造成腰痛。

**床墊軟硬適中**

☑ 躺下時，有全身的力量都釋放了的感覺。

☑ 背部到腰部曲線與床墊貼合。

☑ 脊椎呈現與良好站姿相同的自然S形曲線。

② **床墊從背部到腰部都能服貼身形，檢查腰部是否有不適感？**

③ **躺下時，脊椎是否呈現與良好站姿時相同的自然S形曲線？（腰部過於塌陷代表床墊太軟，拱高懸空則代表床墊太硬）**

關於③，最好請人替你觀察，看腰部、脊椎是否有支撐。此外，請檢視一下是否好翻身，雙膝微彎，往左往右側翻看看；如果床墊太軟會不好翻身。

一般來說，身形偏瘦的女生適合軟一點的床墊；男生的話無論體型結實或福態，**體重較有份量者適合硬一點、支撐度好的床墊**。

另有一種記憶床墊，因為回彈速度較慢的特性，人體各部位重量形成凹陷較不容易翻身，也無法保持原本良好的姿勢；優點是帶給人溫柔包覆的舒適感，若只想短暫放鬆，倒不失為是一個好選擇。只是，實際使用記憶床墊睡著後，很難進入到深層睡眠，因此還是不建議將記憶床墊作為夜間睡覺的床墊或日式睡墊使用。

很多人在選擇床墊或日式睡墊時，往往單憑短時間試躺在床上的感覺就做出決定。然而，**只憑瞬間的舒適感所做出的選擇，往往不適合長時間睡眠使用**，選購上還請多加注意。

# 5 選購枕頭的重點「材質」、「高度」和「寬度」

原本，枕頭和床墊或日式睡墊一起選購是最理想的，因為根據床墊硬度的不同，頭部支撐在枕頭上的高度也會有所差異。如果無法同時挑選，請在選購枕頭前先告知店家你目前使用的床墊品牌與硬度。

在枕頭的選購上**首重自己偏愛的素材**。例如，如果你有「非蕎麥殼不可」的堅持，既然「不是蕎麥殼就很難入睡」，就必須正視這份堅持。

不過，如果你喜歡的是像飯店使用的羽絨枕，除非做工非常講究，否則一般來說並不推薦使用羽絨枕。雖然羽絨枕外觀看起來好像很舒服，接觸的那一瞬間觸感絕佳，但頭部整個陷入枕頭裡，造成頸部不穩定，翻身也變得不容易。

基本上，**我推薦能穩定支撐頭部及頸部，帶有一定硬度的聚胺基甲酸酯纖維枕頭**。

然後，選擇高度適合的枕頭；腦中請回想起先前說明過的理想姿勢，使用枕頭的狀態下必須保持同樣良好的姿勢。一般來說，女性的枕頭高度較男性低，也較貼合頭頸；但**脖子長的女性適合高一點的枕頭，脖子較粗短的男性則適合矮一點的枕頭**。從各種高度的枕頭中挑選幾個來試躺，以**是否能順暢呼吸，或是能否保持完美的側臉弧度作為判斷的基準**；可以請同行友人或店家幫忙用手機拍下仰躺時的側臉再做判斷。

如第二百四十六頁的圖6－4所示，枕頭太高會使頸部壓迫往前折，容易引發打呼。**從側面來看還會產生雙下巴，完全不行！**反之，枕頭太低會使嘴巴呈現張開的狀態，容易感冒。

此外，無論枕頭太高或太低，不適合的高度都會阻礙呼吸，還容易造成肩頸痠痛。我要再重複一次，**躺下時必須保持跟站立時同樣良好的姿勢才是最理想的**。

## 6－4　枕頭的選擇方式

**枕頭太高**

**壓迫到下顎**
（導致下顎鬆弛，
或形成雙下巴）

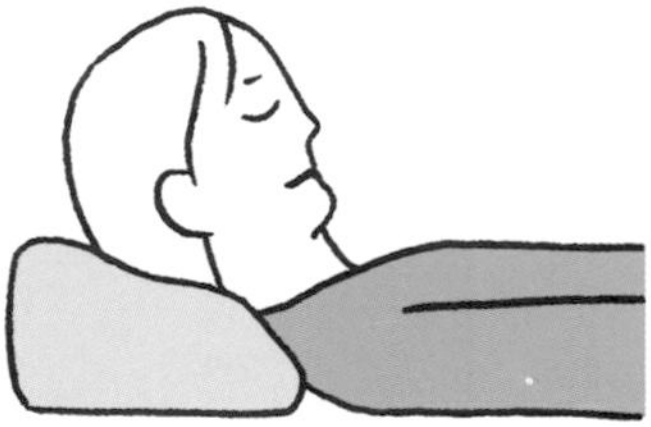

枕頭太高為什麼不行？

- 氣管阻塞造成呼吸困難，干擾睡眠。
- 容易打呼。
- 容易引發肩頸痠痛。
- 頸部容易產生皺紋。

**枕頭太低**

**下顎往上過度抬高**
（容易使嘴巴張開，
看起來有點傻氣）

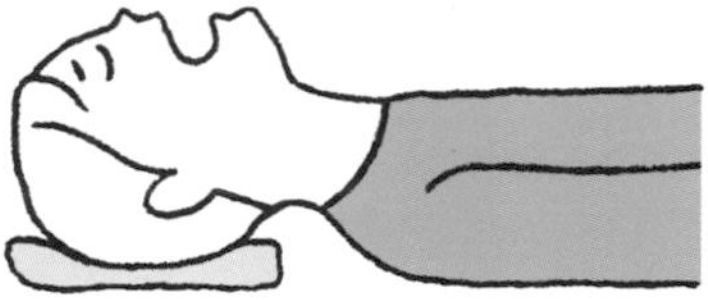

枕頭太低為什麼不行？

- 氣管阻塞造成呼吸困難，干擾睡眠。
- 嘴巴張開容易造成喉嚨乾燥，萬一病毒附著很容易感冒。
- 容易引發肩頸痠痛。

**高度適中的枕頭**

**呼吸感到最順暢，**
**側臉曲線最漂亮！**

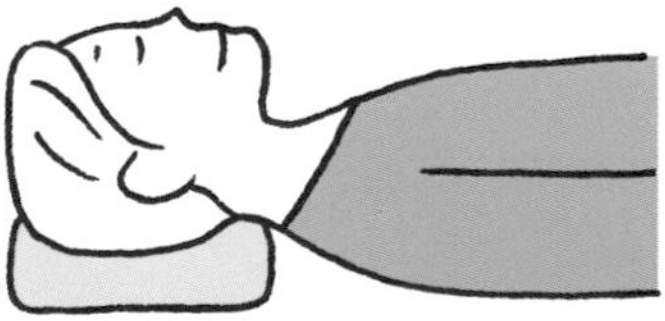

接著請躺下來，實際檢測看看是否好翻身，翻身的檢測重點請參考第二百四十二頁說明過的方法。考慮到翻身，**理想的枕頭寬度至少是頭部大小的二．五到三倍**；寬度不夠翻身時，頭部很容易從枕頭上滑下來。

# 6 一夜好眠必備——「羽絨被」的選購與保養方法

棉被有純棉、聚酯纖維和羽絨等不同材質。

過去以重量紮實的純棉棉被為主流，如今為了睡得舒服，使用羽絨被的人口日益增加。

羽絨的美妙之處在於**具備「自動」調節溫度及濕度的功能**，被譽為「天然空調」。睡眠的過程中若出汗，羽毛（生長在羽毛上的小羽枝）會關閉收縮，形成增加通氣性的通道以釋放濕氣散熱；天冷時羽毛（生長在羽毛上的小羽枝）張開，增加空氣中的絕熱層，可蓄暖保溫禦寒。

作為得到一夜好眠的絕佳棉被材質，我幾乎可以斷言世上應該沒有任何材質比得上羽絨，我每天都蓋羽絨被睡覺，全年無休。

順帶一提，聚酯纖維棉被直接蓋在身上就跟在暖桌裡睡著一樣，容易悶熱，建議只適合用來做羽絨被等天然材質棉被的表布。

品質精良的羽絨被，只要每十年送回當初購買的店家，做好清潔跟保養，蓋上百年幾乎不成問題。想擁有優質睡眠，即使羽絨被的價格再昂貴也值得投資！正因為花大錢購物，一定要挑好的。

首先，我們針對羽毛做詳細的介紹。由於羽毛也用在羽絨外套的製造上，許多人或許認為「羽毛＝羽絨」，但就第二百五十一頁的圖6－5所示，羽毛實際上可區分為羽絨（Down）跟混合羽毛（Feather）兩種，而採集羽毛的鳥禽則來自於鵝跟鴨子兩種。鵝也就是「家雁」，其肝臟正是知名的法國料理鵝肝；鴨子也就是「家鴨」，最家喻戶曉的料理則是北京烤鴨。說穿了，羽毛就是從這類原本被當成食用肉品而飼養的鳥禽類身上取得的副產品。

鵝毛價格較鴨毛昂貴，主要因為鵝的養殖時間較鴨子長，飼料、人事等相關費用也較高。再者，鵝絨又比鴨絨更輕柔蓬鬆，加上鴨子屬雜食性而鵝是草食性，氣味比鴨絨要淡亦是鵝絨的優點之一。

羽絨或混合羽毛皆可從這兩種鳥禽的身上取得。混合羽毛有羽幹，彈性強，外觀一如我們見過的鳥羽毛模樣；另一方面，羽絨像蒲公英的冠毛般蓬鬆柔軟，密生在水禽成鳥的胸腹部。水鳥長時間生活在河川或湖泊等冰冷的水中，為了保護內臟不致在冰冷的水中失溫，胸部到腹部的羽毛遂進化成保暖性佳的羽絨。

不止寒冬，水鳥也必須度過炎熱的季節，羽絨不僅具備優異的保溫性，還形成良好的散熱效果；此外，還要能應付長時間飛行，故十分輕巧。所以說，**羽絨被中的羽絨含量愈高，蓋起來感覺就愈舒適**。

最頂級的羽絨被由鵝絨製成，且羽絨含量達百分之九十五以上。選購羽絨被時，建議至少購買羽絨含量百分之八十五以上的等級；如果預算充裕，**我會推薦羽絨含量百分之**

## 6－5　羽絨被的材質

**羽絨被的填充物**

**使用作為食用肉品而養殖的鳥禽類的副產品羽毛**

鵝（家雁）

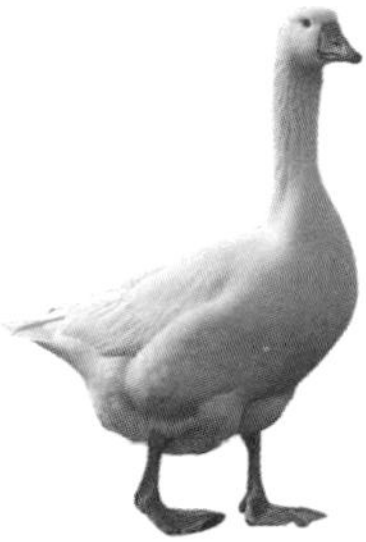

- 質輕保暖。
- 柔軟蓬鬆。
- 價格昂貴。

鴨子（家鴨）

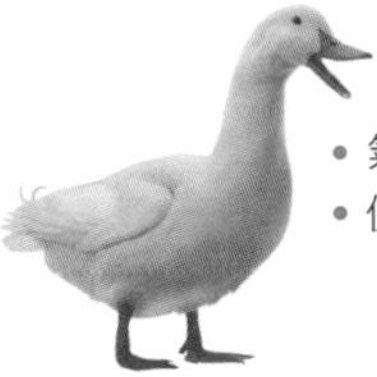

- 氣味較鵝毛濃烈。
- 價格較低。

**羽絨及混合羽毛**

**羽絨被中同時含有羽絨及混合羽毛。**

羽絨

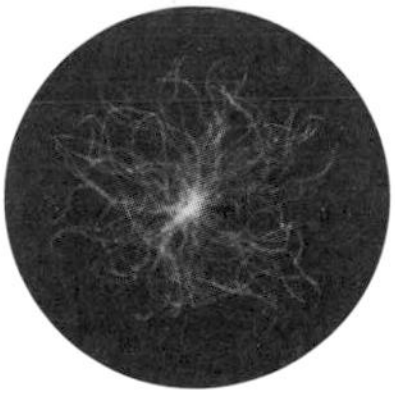

- 密生在水鳥的胸部，如蒲公英冠毛般柔軟蓬鬆的部分。

混合羽毛

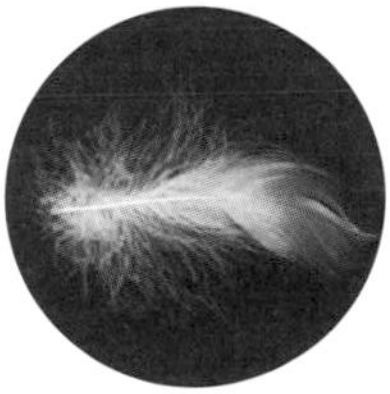

- 鳥的羽毛就是混合羽毛

九十以上等級的羽絨被。

當然，羽絨被的保暖度優異與否，取決於羽絨的用量多寡。

鴨子或鵝都是動物，難免產生氣味，尤其廉價的羽絨被經常帶有濃烈的騷味，這是因為羽毛清洗得不夠乾淨，髒污未徹底去除，才導致氣味難聞，有過敏體質的人尤其要避開這類劣質品。

建議各位選擇商譽良好可靠的店家，購買前先實際摸摸看、聞一聞之後再做決定，最好選擇一床價位在數萬日圓以上等級的羽絨被。羽絨的產地以匈牙利跟波蘭最為知名，另外像是法國、丹麥、俄羅斯及中國都有出產羽絨，北緯五十度以上寒冷地區出產的羽絨更是富有盛名。

正因為羽絨被所費不貲，也因為我們將每天最重要的睡眠時間都託付在寢具上，不需要委屈妥協，請務必選擇最適合你的寢具。

# 7「根據季節變化，使用不同的羽絨被」才正確

雖說都通稱為「羽絨被」，但其實種類也是五花八門；其中最暖和的是「羽絨冬被」，一條單人被就含有超過一點一公斤的羽絨，保暖效果最優異，適合冬天使用。

在春夏較為溫暖的時節，「羽絨夏被」或「羽絨薄被」較實用，這類的羽絨重量約在〇．二五到〇．四公斤之間。

介於兩者之間的是「羽絨春秋被」，羽絨含量約在〇．六到〇．八公斤之間，適合微寒的秋天跟初春。

此外，還有一種將「羽絨夏被」和「羽絨春秋被」兩件被胎相疊縫製而成的「雙被胎款」，

甚至稱為「四季款」的產品。除了能因應季節變化個別拆開使用，也可以雙被合一作為冬被，一年四季都可以使用。

既然是兩條重疊使用，被胎重量就是兩條被子的加總，光是重量增加，就不是很適合預算跟收納空間都有限的消費者。每個人的居住場所和生活型態各有不同，基本上四季分明的日本，配合季節擁有兩條羽絨被的話比較方便。

例如，如果以東京氣溫為基準，居住在鋼骨建築的人，春夏蓋「羽絨夏被」，秋冬蓋「羽絨春秋被」；居住在獨棟房屋或木造公寓的人，春夏蓋「羽絨夏被」，秋冬則建議蓋「羽絨冬被」。

## 8 熱水袋跟電毯，最多只用到「睡前」

第五章曾提及，核心體溫下降可幫助我們順利入睡；換句話說，**核心體溫降不下來，就無法睡個好覺**。這裡，我希望大家留意電毯等保暖設備的使用方式。

寒冷的冬天裡被窩都是冰的，利用電毯事先暖被很正常；但請記得，鑽進被窩前就得關閉電源。**一直開著電毯保暖，核心體溫遲遲無法下降，不但影響入睡，睡著時身體也處於一種悶熱的狀態，睡眠品質自然不可能好**。一覺醒來，就跟不小心在暖桌裡睡著一樣愈睡愈累，疲勞及無力感揮之不去。

即使是像熱水袋這類會自然降溫的保暖道具，就這樣擱在床上也很佔空間，還會阻礙翻身，建議還是在睡前先將這些雜物都移除。

還有，**穿襪子睡覺是個壞習慣**，非常糟糕的習慣。人體降溫時，會先從手掌跟腳背開始降溫，**穿了襪子會阻礙腳背的散熱，導致降溫效率變差**。另外，也不要先穿上襪子或保暖襪套，等到暖起來才直接在被窩裡脫襪子；襪子跟熱水袋一樣，放在被窩裡通通都是阻礙翻身的雜物。

最好的辦法如同第二百二十七頁所述，**使用烘被機事先將整個被窩烘得暖呼呼的**。或者也可以考慮鋪上一張羊毛毯，羊毛毯可幫助背部跟體表保持溫暖，同時不會阻礙腳背及手掌散熱，核心體溫得以順利下降，讓人順利進入夢鄉。

另一方面，熱的時候又該怎麼辦呢？我認為可以積極利用空調做臥室溫度的調控。就吸濕散熱的點來看，比起汗流浹背後乾脆全裸睡覺，還不如在適溫下穿著長袖長褲的睡衣睡，較容易進入深層睡眠。

還有，網購也有販售添加保冷劑的涼感墊，非常怕熱的朋友很適合這種產品；沒那麼怕熱的人只需將棉質床單更換為亞麻材質，便會覺得涼快許多。

COLUMN 6

# 跟伴侶「分開睡」才是王道

想獲得一夜好眠，跟家人或同住者的溝通討論不可或缺。相愛的伴侶想要同床共枕無可厚非，但這麼做會干擾熟睡，也是個不爭的事實。

例如伴侶發出打呼聲或磨牙聲，近在耳邊肯定聽得到。再來，兩個人不太可能總是在同一個時間點翻身，有時對方一翻身，你就被吵醒了；然而，這並非任何一方的錯。

另外，男女之間也經常為體溫的差異，展開所謂的「冷暖氣戰爭」。尤其夏天，只想一直開著冷氣的男生，與一心想關掉冷氣的女生之間的戰爭，反反覆覆持續一整晚。

然而，這真的也不是任何一方的錯。

所以說，如果已經演變到吵架的程度，冷靜下來好好談談是一個方法。更進一步地說，男女之間無論肌肉量、身高、體重等皆有體格上根本的不同，適合的床墊硬度也不一樣；即使同室共寢，**建議還是各自選擇適合的床墊較佳**。

當然，與伴侶之間相處融洽和睡眠品質同等重要，要是為了睡好覺卻壞了感情，那可就本末倒置。重要的是，千萬別對「睡不好不是任何一方的錯」感到沮喪，**心情沮喪只會讓你的睡眠品質愈來愈糟糕**。

伴侶打呼或磨牙的聲音就用戴耳塞來克服，努力調整後還是覺得睡眠被影響的話，分房睡或許是最實際又最有效率的解決對策。

# 結語

最後，拜託各位讀者讓我大叫一聲！

「一生受用的健康法」終於讓我完成了！睡眠相關工作入行十一年，我將這段期間所學，自己親身實踐後最精華、最有效的方法都收錄在本書。

逐一檢視這些健康法的過程中，我深刻體會到「自己的健康得自己創造」。事實上我的身體確實一天比一天好，現在的我可以做到完全掌控自己的大腦，身體狀況之好自然不在話下，重點是我很清楚，每一天都保持「一顆心原本該有的樣貌」。

如果將上述效果數據化做觀察，最一目了然的是「基礎體溫的變化」。一般來說，體溫保持在攝氏三十六・五至三十六・九之間是免疫力最好、最健康的狀況。

觀察我這幾年健康檢查報告的數據會發現，開始實踐這套健康法是在二〇一六年，當時我的基礎體溫是攝氏三十六・一度，之後逐年上升，到二〇一九年時已經達到攝氏三十六・八度。目前我大概都維持在這個水準，連我的主治醫師都對我基礎體溫能提升〇・七度嘖嘖稱奇。正如文中所述，這三年以來我連一次感冒也沒有，間接證明了我這套健康法真的成效卓越。

我想再次向讀者強調「**每一天所累積，絕對不會背叛你！**」。衷心期待各位憑藉自己的力量獲得「最佳的身體狀態」及「最棒工作表現」。

在我執筆本書的過程中，十分照顧我的專家學者們——東邦大學名譽教授，血清素道場法人代表有田秀穗醫師、睡眠評估研究機構松浦倫子醫師、聲音療癒協會理事長喜田圭一郎先生、岩佐泌尿科診所院長岩佐英祐醫師、河田羽毛公司代表董事河田敏勝先生，我想藉此機會表達感謝之意。

此外，創造本書出版機會無疑是當時在《東洋經濟 Online》上的連載，非常感謝當初擔任編輯的倉澤美左副總編輯。然後，我想向每一位各方面都全力支持我的人，表達最誠摯的感謝。

最後，我想將本書獻給昭和西川的每一位同仁，以及永遠給我全然慷慨的關愛與支持的我的母親。

二〇二〇年 春季

西川有加子

## 參考文獻


《基礎講座 睡眠改善學（暫譯）》日本睡眠改善協議會編，YUMANI 書房

《提升「睡眠力」的方法（暫譯）》白川修一郎著，永岡書店

《為商業人士而寫的好睡讀本（暫譯）》白川修一郎著，Wedge

《「睡眠負債」速償法：別再用意志力削減睡眠時間！教你以最快最正確的科學方法消除睡眠負債，打造獨一無二的優質睡眠！》白川修一郎著，丁冠宏譯，瑞昇文化

《睡眠與心理健康（暫譯）》上里一郎監修、白川修一郎編，YUMANI 書房

《睡眠與覺醒 最強的習慣（暫譯）》三島和夫著，青春出版社

《8 小時睡眠的謊言（暫譯）三島和大、川端裕人著，日經 BP 社

《關於睡眠（暫譯）》內山真著，中公新書

《新發現！褪黑激素的奇蹟（暫譯）》Steven J. Bock、Michael Boyette 著，內田好一譯，騎虎書房

《奇蹟荷爾蒙──褪黑激素（暫譯）》Russel J. Reiter、Jo Robinson 著，服部淳彥監修，小川敏子譯，講談社

《催產素》Kerstin Uvnäs Moberg 著、瀨尾智子、谷垣曉美譯、晶文社

《睡眠荷爾蒙 大腦內的褪黑激素訓練（暫譯）》有田秀穗著，KANKI 出版

《壓力腦變身幸福腦的早晨 5 分鐘習慣（暫譯）》有田秀穗著，日本文藝社

《靈感乍現！一個人散步會議（暫譯）》有田秀穗著，KIKO 書房

《消除心靈壓力的處方箋（暫譯）》有田秀穗監修、寶島社

《你也會幸福！對心靈有效的處方箋（暫譯）》有田秀穗監修，寶島社

《重設自律神經的太陽浴（暫譯）》有田秀穗著，山與溪谷社

《「血清素腦」健康法（暫譯）》有田秀穗、中川一郎著、講談社

《消除憂鬱症的飲食（暫譯）》藤川德美著，方丈社

《吃對時間就會變健康（暫譯）》古谷彰子著、柴田重信監修，Discover 21

《健康常識 100 個謊言（暫譯）》三石巖著、幻冬社

《疾病遠離你！紫外線的驚人力量（暫譯）》南雲吉則著、主婦之友社

## 付録　思考一天的作息

**平日**

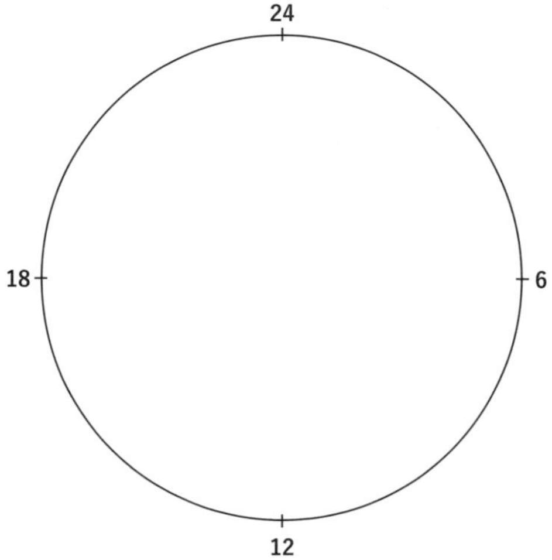


**休假日**

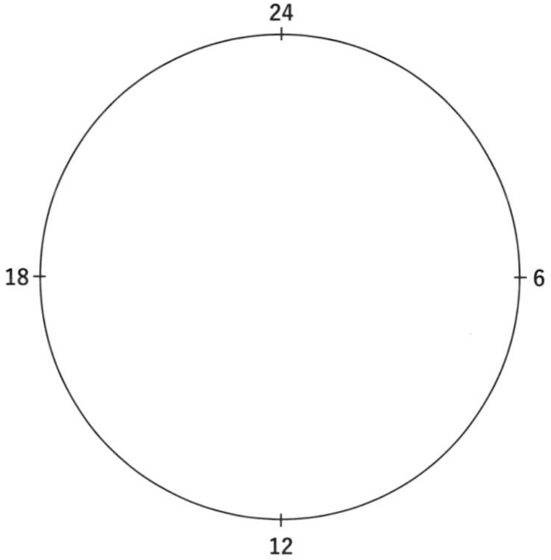

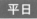

# 最強睡眠法

掌握「**血清素**」自然睡得好！給失眠的你
**6大舒眠原則**×**擺脫睡眠負債**，每天都好睡


**作者**西川有加子
**譯者**呂盈璇
**主編**吳佳臻
**責任編輯**吳秀雲（特約）
**封面設計**羅婕云
**內頁美術設計**周慧文

**發行人**何飛鵬
**PCH集團生活旅遊事業總經理暨社長**李淑霞
**總編輯**汪雨菁
**主編**丁奕岑
**行銷企畫經理**呂妙君
**行銷企劃專員**許立心

**出版公司**
墨刻出版股份有限公司
地址：台北市104民生東路二段141號9樓
電話：886-2-2500-7008／傳真：886-2-2500-7796
E-mail：mook_service@hmg.com.tw
**發行公司**
英屬蓋曼群島商家庭傳媒股份有限公司城邦分公司
城邦讀書花園：www.cite.com.tw
劃撥：19863813／戶名：書虫股份有限公司
香港發行城邦（香港）出版集團有限公司
地址：香港灣仔駱克道193號東超商業中心1樓
電話：852-2508-6231／傳真：852-2578-9337
**製版・印刷**漾格科技股份有限公司
**ISBN**978-986-289-612-9・978-986-289-613-6（EPUB）
**城邦書號**KJ2018 **初版**2021年08月 **二刷**2021年10月
**定價**380元
**MOOK官網**www.mook.com.tw
**Facebook粉絲團**
MOOK墨刻出版 www.facebook.com/travelmook




**國家圖書館出版品預行編目資料**

最強睡眠法：掌握「血清素」自然睡得好!給失眠的你6大舒眠原則X擺脫睡眠負債,每天都好睡/西川有加子作；呂盈璇譯. -- 初版. -- 臺北市：墨刻出版股份有限公司出版：英屬蓋曼群島商家庭傳媒股份有限公司城邦分公司發行, 2021.08
264面；14.8×21公分. -- (SASUGAS ;18)
ISBN 978-986-289-612-9(平裝)
1.睡眠 2.健康法
411.77 110012046